全国中医药行业高等教育"十四五"创新教材

长春中医药大学研究生系列创新教材

生物化学与分子生物学

（供中医学、中药学等专业用）

主 编 孙 聪 宋 岩

U0201362

全国百佳图书出版单位

中国中医药出版社

·北 京·

图书在版编目（CIP）数据

生物化学与分子生物学 / 孙聪，宋岩主编 . —北京：
中国中医药出版社，2023.10
全国中医药行业高等教育"十四五"创新教材
ISBN 978 – 7 – 5132 – 4269 – 1

Ⅰ . ①生…　Ⅱ . ①孙…②宋…　Ⅲ . ①生物化学—
中医学院—教材 ②分子生物学—中医学院—教材
Ⅳ . ① Q5 ② Q7

中国版本图书馆 CIP 数据核字（2022）第 209641 号

中国中医药出版社出版

北京经济技术开发区科创十三街 31 号院二区 8 号楼
邮政编码　100176
传真　010–64405721
万卷书坊印刷（天津）有限公司印刷
各地新华书店经销

开本 787×1092　1/16　印张 11.75　字数 257 千字
2023 年 10 月第 1 版　2023 年 10 月第 1 次印刷
书号　ISBN 978 – 7 – 5132 – 4269 – 1

定价　59.00 元
网址　www.cptcm.com

服 务 热 线　010-64405510
购 书 热 线　010-89535836
维 权 打 假　010-64405753

微信服务号　zgzyycbs
微商城网址　https://kdt.im/LIdUGr
官 方 微 博　http://e.weibo.com/cptcm
天猫旗舰店网址　https://zgzyycbs.tmall.com

如有印装质量问题请与本社出版部联系（010-64405510）

全国中医药行业高等教育"十四五"创新教材

长春中医药大学研究生系列创新教材

编纂委员会

全国中医药行业高等教育"十四五"创新教材

长春中医药大学研究生系列创新教材

《生物化学与分子生物学》编委会

前　言

　　教材建设是课程建设和人才培养的基础保障，教育部、国家发展改革委、财政部发布《关于加快新时代研究生教育改革发展的意见》（教研〔2020〕9号），《意见》指出："研究生教育肩负着高层次人才培养和创新创造的重要使命，是国家发展、社会进步的重要基石，是应对全球人才竞争的基础布局。"这为我们明确了要加强课程教材建设，规范核心课程设置，打造精品示范课程，编写遴选优秀教材，从而提升研究生课程的教学质量。在不断优化课程体系的同时，须创新教学方式，突出创新能力的培养。同时，在课程中融入思想政治教育内容，更加有利于提升研究生思想政治的教育水平。

　　长春中医药大学研究生系列创新教材涵盖了本校硕士研究生一级学科课程、二级学科课程和选修课程。本系列创新教材将长久积淀的学科优势、教学经验呈现其中，注重传承与创新相结合。在组建编纂委员会的过程中，我们邀请了相应学科领域的资深专家对教材内容进行审读，共设置了《内经理论与临床运用》《伤寒证象析要》《金匮要略方证辨析》《温病条辨精选原文评析》《温疫经方案例学》《中医健康管理理论与实践》《中医器械学》《中药化学专论》《中药分析学专论》《高级健康评估》《循证护理学》《卫生事业管理理论与实践》《预防医学理论与方法》《生物化学与分子生物学》14本分册，编写过程中突出以下"五性"特色。

　　1. 科学性：力求编写内容符合客观实际，概念、定义、论点正确。

　　2. 实用性：本系列创新教材主要针对硕士研究生，编写的内容符合实际需求。

　　3. 先进性：医学是一门不断更新的学科，本系列创新教材的编写过程中尽可能纳入最新的科学技术，避免理论与实际脱节。

　　4. 系统性：充分考虑各学科的联系性，注意衔接性、连贯性及渗透性。

　　5. 启发性：引导硕士研究生在学习过程中不断发现问题、解决问题，更好地体现教材的创新性。

　　本系列创新教材在编写过程中得到了中国中医药出版社的大力支持，编写过程中难免有不足之处，敬请广大师生提出宝贵意见，以便修订时提高。

长春中医药大学研究生系列创新教材编纂委员会

2021 年 9 月

编写说明

　　"生物化学与分子生物学"是医药学及相关学科的基础课，也是生命科学的前沿学科，在分子水平和整体水平上研究生命现象、生命本质、生命活动及其规律，研究对象是核酸和蛋白质等生物大分子，研究内容包括生物大分子的结构、功能及其在遗传信息和代谢信息传递中的作用及规律。生物化学与分子生物学以细胞生物学、遗传学、生理学、病理学和药理学及生物信息学为基础，同时又为这些学科提供理论和技术支持。生物化学与分子生物学是一门非常活跃的学科，近年来的快速发展为认识生命、造福人类带来新的机遇，开拓了广阔前景。

　　本教材贯彻内容前沿、特色突出、图表直观、叙述简洁的宗旨，在体系完整的基础上充分考虑了中医药院校研究生的特点，侧重培养学生对学科整体的把握与理解，同时增加了中西医结合的内容，使学生能在较短时间内掌握生物化学与分子生物学的基本理论和关键技术。参加编写的教师均为教学一线的资深教师，既有坚实的理论基础，又有丰富的教学实践经验，这是保证本教材质量的首要条件。在教材编写过程中广泛征求并吸取了有关专家的意见，内容力求做到精炼而丰富，能够理论联系实际。

　　本教材在编写过程中得到长春中医药大学尤其是研究生院的领导及专家的鼎力支持，在此致以诚挚的谢意。编写过程中难免存在不足之处，敬请读者在使用过程中提出宝贵意见，以便再版时提高。

《生物化学与分子生物学》编委会

2022 年 9 月

目　录

第一章 绪 论

生物化学（biochemistry）是用化学、物理学和生物学的原理和方法，研究生物体内物质的化学组成、结构和功能，以及生命活动过程中化学变化过程及其与环境之间相互关系的基础科学。

生物化学主要采用化学、物理学和数学的原理和方法，研究各种形式的生命现象。随着研究的发展，融入和渗透了生理学、细胞生物学、遗传学、免疫学和生物信息学等学科。目前，生物化学进入了以研究蛋白质和核酸的结构与功能，进而阐明生命现象本质为核心的分子生物学（molecular biology）时期。分子生物学的发展揭示了生命本质的高度有序性和一致性。从广义上理解，分子生物学是生物化学的重要组成部分，也被视作生物化学的发展和延续。

第一节 生物化学与分子生物学的发展简史

生物化学是一门古老又年轻的科学，1903 年，Neuberg 首先提出了"生物化学"并建立一门独立学科。到 20 世纪 50 年代，生物化学经历了叙述生物化学阶段、动态生物化学阶段和机能生物化学阶段。至机能生物化学阶段，分子生物学开始崛起并迅速发展成为一门独立学科，故又称分子生物学阶段。分子生物学的诞生和发展大致分为三个阶段。

一、准备和酝酿阶段

19 世纪后期到 20 世纪 50 年代初是分子生物学诞生前的酝酿阶段，这一阶段在认识生命本质方面有两个重大突破。

1. 确定了蛋白质是生命的物质基础 1897 年，Büchner 兄弟发现酵母无细胞提取液能使蔗糖发酵生成乙醇，提出酶是生物催化剂。1926 年，Sumner 提取并结晶了尿素酶，提出酶的化学本质是蛋白质。到 20 世纪 40 年代，Northrop 等科学家陆续提取并结晶了胰蛋白酶、胃蛋白酶等，证明酶的化学本质是蛋白质。1945 年，F·Sanger 建立了用于分析肽链 N-端氨基酸残基的二硝基氟苯法。1950 年，Sanger 完成了胰岛素的序列分析。同年，Pauling 和 Corey 提出了 α 角蛋白构象的 α-螺旋模型。1959 年，Perutz 和 Kendrew 阐明了血红蛋白的四级结构。

2. 确定了 DNA 是生命的物质基础 1869 年，Miescher 最早分离到核素。1944 年，

Avery 等通过肺炎双球菌转化实验证明 DNA 是细菌的遗传物质。1952 年，Hershey 和 Chase 通过大肠杆菌 T2 噬菌体感染实验进一步证明 DNA 是病毒的遗传物质。1953 年，Chargaff 提出了关于 DNA 组成的 Chargaff 规则，为研究 DNA 结构奠定了基础。

二、诞生和发展阶段

1953 年，Watson 和 Crick 提出了 DNA 双螺旋结构模型，是生物化学发展进入分子生物学时期的重要标志。

1. 中心法则的建立　中心法则的建立推动了分子生物学的发展，在提出 DNA 双螺旋结构模型的同时，Watson 和 Crick 提出了 DNA 复制的可能机制。1955 年，Kornberg 发现了大肠杆菌的 DNA 聚合酶。1956 年，Crick 提出了中心法则。1958 年，Meselson 和 Stahl 用同位素标记技术和密度梯度离心技术证明 DNA 是半保留复制的。1968 年，Okazaki 提出 DNA 是不连续复制的。1971～1976 年，Wang 先后发现了大肠杆菌 I 型 DNA 拓扑异构酶和 II 型 DNA 拓扑异构酶。这些都丰富了对 DNA 复制机制的认识。

1958 年，Weiss 和 Hurwitz 等发现了 RNA 聚合酶。1961 年，Jacob 和 Brenner 等提出并提取到 mRNA。同年，Hall 和 Spiegelman 通过 RNA 和 DNA 杂交分析证明了 mRNA 与 DNA 序列的互补性，阐明了 RNA 合成的机制。

20 世纪 50 年代，Zamecnik 等证明蛋白质生物合成机器是核糖体。1957 年，Hoagland、Stephenson 和 Zamecnik 等分离出 tRNA。1966 年，Holley、Khorana 和 Nirenberg 破译了遗传密码，从而阐明了蛋白质合成的机制。

1970 年，Baltimore 和 Temin 分别发现了逆转录酶，进一步补充和完善了中心法则。

2. 对蛋白质结构与功能的进一步认识　1956～1958 年，Anfinsen 和 White 根据对酶蛋白变性和复性的实验研究提出了蛋白质空间结构是由一级结构即氨基酸序列决定的。1956 年，Ingram 证明镰刀状红细胞贫血的发病机制。1965 年，中国科学家合成胰岛素，并于 1973 年完成对其空间结构的分析。

三、深入发展阶段

20 世纪 70 年代，重组 DNA 技术成为新的里程碑，标志着分子生物学深入发展阶段的开始。

1. 重组 DNA 技术的建立　生物化学与分子生物学理论与技术的发展，使重组 DNA 分子技术的建立成为必然。1968 年，Meselson 和 Yuan 在大肠杆菌中发现了限制性内切酶。1972 年，Berg 等将大肠杆菌、噬菌体、病毒的 DNA 进行重组，成功构建了重组 DNA 分子。1977 年，Boyer 等在大肠杆菌中表达了生长抑素。1978 年，在大肠杆菌中成功表达重组人胰岛素。1982 年，Palmiter 等用大鼠生长激素基因转化小鼠受精卵得到超级小鼠。1996 年以来，已经规模种植转基因玉米和转基因大豆，我国科学家成功培育出抗棉铃虫的转基因棉花和抗除草剂的转基因水稻。

2. 基因组研究的开展　为了揭示生物的遗传信息及其功能必须分析生物基因组全序列结构。1977 年，Sanger 分析了 ΦX174 噬菌体的基因组序列。2003 年，20 世纪"三大计划"之一的人类基因组计划基本完成测序工作。目前基因组研究已经进入后基因组时代。

3. 基因表达调控机制的揭示 在 20 世纪 60 年代之前，人们主要研究原核基因表达调控的基本规律。1977 年，人们从猿猴空泡病毒 40（SV40）和腺病毒基因编码序列不连续性开始认识并深入研究真核生物基因组结构和基因表达调控机制。目前，人们已经深刻意识到真核表达调控的根本是核酸与蛋白质的相互识别与相互作用关系。

4. 信号转导机制研究的深入 1957 年，Sutherland 发现了 cAMP，于 1965 年提出第二信使学说。1977 年，Gilman 等发现了 G 蛋白，开始研究 G 蛋白介导的信号转导通路。癌基因和抑癌基因的发现、酪氨酸激酶的发现及对其结构和功能的研究、各种受体蛋白基因的克隆及对受体蛋白结构和功能的揭示都推动了信号转导机制的研究。

第二节 生物化学与分子生物学的主要内容

一、生物大分子的结构与功能

核酸和蛋白质在生命活动过程中承担重要功能。生物化学与分子生物学研究核酸、蛋白质的结构和功能，包括核酸和蛋白质的结构，遗传信息的复制、转录和翻译，基因表达的调控，基因工程及蛋白质研究相关技术的发展和应用等。阐述核酸和蛋白质相互关系的中心法则，是生物化学与分子生物学理论体系的核心。

二、基因表达及其调控

基因表达是指遗传信息经转录、翻译等合成 RNA 和蛋白质发挥特定生物学功能的过程。基因表达调控是多阶段、多水平、多环节的复杂而协调有序的过程，与细胞的正常生长、发育、分化及生理功能密切相关。研究基因表达及调控，可阐明生命观、细胞行为和疾病的发生机制，在分子水平上为疾病的诊断、治疗及预防提供科学依据。因此，真核生物基因表达及调控的规律是目前生物化学与分子生物学研究较为活跃的领域。人类基因组计划和后基因组计划对该领域的研究具有极大的推进作用。

三、信号转导机制

信号转导是指细胞之间或细胞内部的信号传递。环境信号直接或间接刺激细胞，使其迅速做出反应，如蛋白质构象的改变、蛋白质相互作用关系的改变等，导致细胞的增殖、分化、代谢等发生变化来适应环境。研究信号转导，可阐明这些变化的分子机制、信号转导通路的效应和调节方式、认识信号通路形成的信号网络。

第三节 生物化学与分子生物学和其他学科的联系

一、生物化学与分子生物学已经成为与其他学科联系的语言

生物化学与分子生物学和生物物理学、遗传学、微生物学、细胞生物学和生物信息学等学科相互渗透、相互促进，融汇发展形成独特的理论体系和研究手段。生物化学通过研究生物体的化学分子组成、代谢、遗传信息传递来解释生命现象，分子生物学通过研究核酸和蛋白质的结构和功能、生物大分子间的相互作用关系阐明生命的本质。生物化学与分子生物学和细胞生物学的关系十分密切，细胞生物学主要研究细胞及细胞器的形态、结构和功能。阐明细胞成分的分子结构可以更深入地认识细胞的结构和功能，因此现代细胞生物学的发展越来越多应用分子生物学的理论和技术。生物化学与分子生物学从生物大分子的结构入手，研究生物大分子之间的高层次联系和作用，特别是细胞整体生命现象的分子机制。

生物化学与分子生物学研究生命的本质，是重要的医学基础。分子生物学与微生物学、免疫学、病理学、药理学及临床学科广泛交叉和渗透，形成了分子病毒学、分子免疫学、分子病理学和分子药理学等，极大地推动着医学的发展。

二、生物化学与分子生物学推动医学各学科发展

生物化学与分子生物学是基础医学的必修课程，与医学有着紧密的联系。基础医学各学科主要阐述人体正常、异常的结构与功能，临床医学各学科则研究疾病发生、发展机制、诊断及治疗等，而生物化学与分子生物学为医学各学科从分子水平上研究正常或疾病状态时人体结构与功能，乃至疾病发病机制、预防、诊断及治疗提供理论与技术，对推动医学各学科的新发展作出了重要的贡献。如对心脑血管疾病、恶性肿瘤、代谢性疾病、免疫性疾病、神经系统疾病等进行分子水平研究，在疾病发生、发展、诊断及治疗方面取得了突破性进展。疾病相关基因克隆、重大疾病发病机制研究、基因芯片与蛋白质芯片在诊断中的应用、基因治疗及应用重组 DNA 技术生产蛋白质、多肽类药物等方面深入研究，都与之相关。随着生物化学与分子生物学的高速发展，将给临床医学的诊断和治疗带来全新的理念。

三、生物化学与分子生物学促进中医药发展

生物化学与分子生物学在中医基础理论和中药学研究中的应用是中医药现代化研究的基石。从微观角度阐明中医学基础理论如藏象和证候的实质，为进一步研究提供一定的理论基础。在证候的理论研究方面，通过建立疾病证候的基因表达谱数据库，开展证候与易感基因相关性的研究为证候学研究提供基因组依据。

生物化学与分子生物学技术应用于中药研究领域，可以深化中药理论，提高中药疗效，减少中药副作用，有利于中药与现代医药接轨。如利用电泳技术、免疫技术和

DNA 多态性分析进行中药材的分子鉴定；运用分子生物学技术进行分子亲缘研究，保护药用植物资源，可以筛选优质药用植物，防止现有品种退化，还可以保护和繁殖濒危动植物药材，大量生产高品质道地药材，在传统药材的生产和加工过程中发挥作用；应用基因工程、细胞工程、发酵工程、酶工程等技术可以使中药有效成分的转化增量等。

随着生物化学与分子生物学和现代药理学研究方法相结合，中药分子药理学已现雏形。在分子水平和基因水平上研究中药有效成分的作用机制，阐明中药药性理论，建立中药活性检测系统，或以受体和基因为靶点开发新药甚至开展基因治疗，将成为分子药理学的重要内容。

第二章　蛋白质化学

蛋白质（protein）是生命的物质基础，是最丰富的生物大分子，存在于所有的细胞及细胞的所有部位。蛋白质的种类繁多，在一个细胞中就可以找到数千种蛋白质。蛋白质功能多样，在物质代谢、信号转导、血液凝固、人体防御、肌肉收缩、组织修复、生长发育、繁衍后代等方面发挥关键作用，所有的生命活动都离不开蛋白质。

第一节　蛋白质的分子组成

一、蛋白质的元素组成

结果表明，所有蛋白质分子都含有碳、氢、氧、氮及少量硫元素，有些蛋白质还含有其他一些微量元素如磷、铁、铜、锰、锌、碘等。各种蛋白质的含氮量十分接近，平均为16%。由于体内含氮物质以蛋白质为主，通过测定含氮量即可大致推算样本中蛋白质的含量。

100g 样本中蛋白质含量（g%）= 每克样本含氮克数（g）/ 样本 ×6.25×100

二、蛋白质的基本组成单位——氨基酸

（一）氨基酸的结构

存在于自然界中的氨基酸（amino acid，AA）有 300 余种，但构成天然蛋白质的氨基酸只有 20 种，有相应的遗传密码的氨基酸被称为编码氨基酸（coding amino acid）或标准氨基酸（standard amino acid）。氨基酸与羧基相连的 α–碳原子上连有氨基，称为 α–氨基酸（脯氨酸为 α–亚氨基酸）。除甘氨酸外，其余氨基酸的 α–碳原子都是手性碳原子，有 D、L 两种构型，存在于天然蛋白质中的氨基酸均为 L–α–氨基酸。

$$
\begin{array}{cc}
\begin{array}{c} COO^- \\ | \\ {}^+H_3N-C-H \\ | \\ R \end{array} &
\begin{array}{c} COO^- \\ | \\ H-C-NH_3^+ \\ | \\ R \end{array} \\
L-\alpha-\text{氨基酸} & D-\alpha-\text{氨基酸}
\end{array}
$$

为了准确描述氨基酸的结构，需要对碳原子进行编号。依照惯例，有两套编号规则可供选用：一是将碳原子按照与羧基碳原子的距离依次编号为 α、β、γ、δ 等；二

是用阿拉伯数字编号，羧基是主要功能基团，其碳原子为 1 号，其他碳原子依次为 2 号、3 号、4 号等。含杂环结构的氨基酸一般用阿拉伯数字编号，用希腊字母容易产生歧义。

$$\overset{\overset{6}{\varepsilon}}{H_2N}-\overset{\overset{5}{\delta}}{CH_2}-\overset{\overset{4}{\gamma}}{CH_2}-\overset{\overset{3}{\beta}}{CH_2}-\overset{\overset{2}{\alpha}}{\underset{NH_2}{CH}}-\overset{1}{COOH}$$

（二）氨基酸的分类

氨基酸分类有助于认识氨基酸的结构、性质和作用。根据研究目的不同，可以采用不同的分类方式。如根据 R 基团的结构可以分为脂肪族、芳香族、杂环氨基酸；根据 R 基团的酸碱性可以分为酸性、碱性、中性氨基酸；根据人体内能否合成可以分为必需、非必需氨基酸；根据分解产物的进一步转化可以分为生糖、生酮、生糖兼生酮氨基酸；根据是否用于合成蛋白质（或有无遗传密码）可以分为标准（或编码）、非标准（或非编码）氨基酸。

标准氨基酸的分类是综合考虑氨基酸 R 基团的结构和性质，特别是其极性或在生理 pH（接近中性）下的水溶性，可分为非极性疏水氨基酸、极性中性氨基酸、酸性氨基酸、碱性氨基酸四大类（表 2-1）。

表 2-1 标准氨基酸的名称、结构及分类

名称	缩写	分子量	等电点	结构式
1. 非极性疏水氨基酸				
甘氨酸 Glycine	Gly（G）	75.05	5.97	$H-\underset{NH_2}{CH}-COOH$
丙氨酸 Alanine	Ala（A）	89.06	6.00	$CH_3-\underset{NH_2}{CH}-COOH$
缬氨酸 Valine	Val（V）	117.09	5.96	$\overset{H_3C}{\underset{H_3C}{>}}CH-\underset{NH_2}{CH}-COOH$
亮氨酸 Leucine	Leu（L）	131.11	5.98	$\overset{H_3C}{\underset{H_3C}{>}}CH-CH_2-\underset{NH_2}{CH}-COOH$
异亮氨酸 Isoleucine	Ile（I）	131.11	5.02	$CH_3-CH_2-\underset{CH_3}{CH}-\underset{NH_2}{CH}-COOH$
脯氨酸 Proline	Pro（P）	115.13	6.30	$\overset{H_2C-CH_2}{\underset{CH_2-NH}{}}\!\!\!CH-COOH$
苯丙氨酸 Phenylalanine	Phe（F）	165.09	5.48	$\bigcirc\!\!\!-CH_2-\underset{NH_2}{CH}-COOH$

名称	缩写	分子量	等电点	结构式
甲硫氨酸（蛋氨酸） Methionine	Met（M）	149.15	5.74	$CH_3-S-CH_2-CH_2-CH-COOH$ $\qquad\qquad\qquad\quad NH_2$

2. 极性中性氨基酸

名称	缩写	分子量	等电点	结构式
色氨酸 Tryptophan	Trp（W）	204.22	5.89	$CH_2-CH-COOH$，NH_2，吲哚环
丝氨酸 Serine	Ser（S）	105.06	5.68	$HO-CH_2-CH-COOH$ $\qquad\qquad\quad NH_2$
苏氨酸 Threonine	Thr（T）	119.08	6.16	$CH_3-CH-CH-COOH$ $\qquad\quad OH\ \ NH_2$
天冬酰胺 Asparagine	Asn（N）	132.12	5.41	$H_2N-C-CH_2-CH-COOH$ $\quad\ \ \, \parallel \qquad\qquad NH_2$ $\quad\ \ \, O$
谷氨酰胺 Glutamine	Gln（Q）	146.15	5.65	$H_2N-C-CH_2-CH_2-CH-COOH$ $\quad\ \ \, \parallel \qquad\qquad\quad NH_2$ $\quad\ \ \, O$
酪氨酸 Tyrosine	Tyr（Y）	181.09	5.66	$HO-\langle\ \rangle-CH_2-CH-COOH$ $\qquad\qquad\qquad NH_2$
半胱氨酸 Cysteine	Cys（C）	121.12	5.07	$HS-CH_2-CH-COOH$ $\qquad\qquad\quad NH_2$

3. 酸性氨基酸

名称	缩写	分子量	等电点	结构式
天冬氨酸 Aspartate	Asp（D）	133.60	2.77	$HOOC-CH_2-CH-COOH$ $\qquad\qquad\quad NH_2$
谷氨酸 Glutamate	Glu（E）	147.08	3.22	$HOOC-CH_2-CH_2-CH-COOH$ $\qquad\qquad\qquad\ \ NH_2$

4. 碱性氨基酸

名称	缩写	分子量	等电点	结构式
赖氨酸 Lysine	Lys（K）	146.13	9.74	$H_2N-(CH_2)_4-CH-COOH$ $\qquad\qquad\qquad NH_2$
精氨酸 Arginine	Arg（R）	174.14	10.76	$H_2N-C-NH-(CH_2)_3-CH_2-CH-COOH$ $\qquad\ \ \parallel \qquad\qquad\qquad\qquad NH_2$ $\qquad\ \ NH$
组氨酸 Histidine	His（H）	155.16	7.59	咪唑环$-CH_2-CH-COOH$，NH_2

三、氨基酸的理化性质

（一）两性电离与等电点

所有氨基酸都含有酸性的 α-羧基和碱性的 α-氨基，属于两性电解质（ampholyte）。同一氨基酸分子在不同 pH 值的溶液中解离方式不同，可带正、负两种性质的电荷。当处于某一 pH 溶液的氨基酸解离后所带的正负电荷相等，成为兼性离子，呈电中性，此时溶液的 pH 值称为该氨基酸的等电点（isoelectric point，pI）。不同的氨基酸由于 R 侧链结构及解离程度不同，具有不同的等电点。当溶液的 pH 值小于等电点时，氨基酸带正电荷；当溶液的 pH 值大于等电点时，氨基酸带负电荷。因此溶液的pH 值可以改变氨基酸的带电性质及电荷数量（图 2-1）。

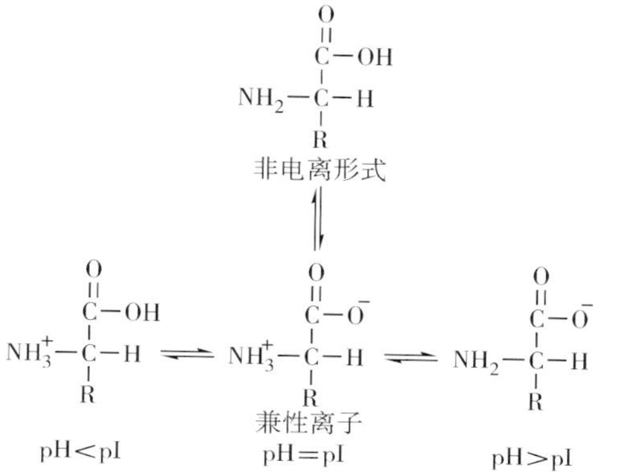

图 2-1　氨基酸的两性电离与等电点

（二）茚三酮反应

氨基酸与茚三酮水合物发生反应生成蓝紫色化合物。该化合物最大吸收波长为570nm，在一定范围内其吸光度与氨基酸浓度呈线性关系，可用于氨基酸定性和定量分析（图 2-2）。

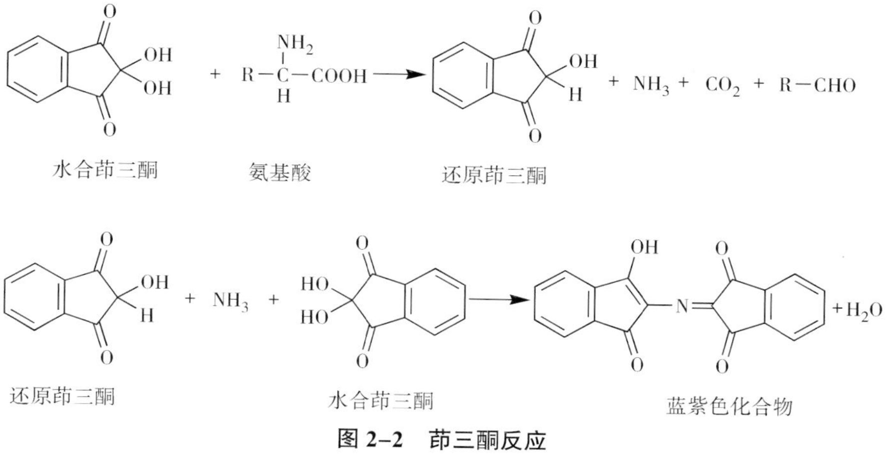

图 2-2　茚三酮反应

（三）紫外吸收

芳香族氨基酸因含苯环，具有共轭双键，可吸收一定波长的紫外线，其中酪氨酸和色氨酸的紫外吸收峰为 280nm，苯丙氨酸的紫外吸收峰为 260nm（图 2-3），吸光度（A_{280}）与氨基酸的浓度在一定范围内成正比关系。

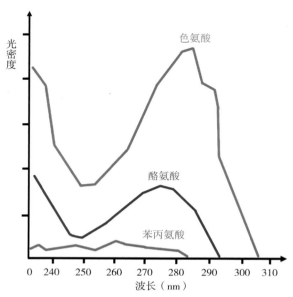

图 2-3　芳香族氨基酸的紫外吸收峰

第二节　蛋白质的分子结构

蛋白质是具有结构复杂性与功能多样性的生物大分子。蛋白质的分子结构包括一级结构、二级结构、三级结构、四级结构。蛋白质的构象不是不变的刚性结构，实际上许多蛋白质在发挥作用时通常在几种不同构象之间反复转换。

一、肽

（一）肽键与肽

1 个氨基酸的氨基与另 1 个氨基酸的羧基通过脱水缩合形成的化学键称为肽键（peptide bond）（图 2-4）。

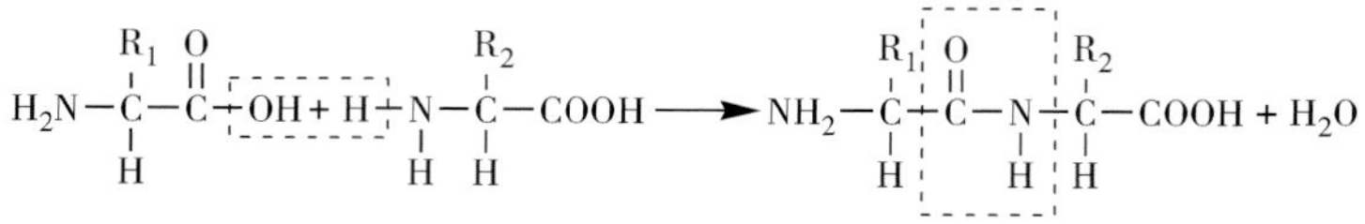

$$H_2N-\overset{R_1}{\underset{H}{C}}-\overset{O}{C}-OH + H-\overset{R_2}{\underset{H}{N}}-\overset{}{\underset{H}{C}}-COOH \longrightarrow NH_2-\overset{R_1}{\underset{H}{C}}-\overset{O}{C}-N-\overset{R_2}{\underset{H}{C}}-COOH + H_2O$$

图 2-4　肽键的形成

氨基酸通过肽键连接形成的化合物称为肽（peptide）。由两个氨基酸残基构成的肽是二肽，依此类推，是三肽、四肽等。一般说来，由 10 个以内氨基酸残基相连而成的肽称为寡肽（oligopeptide），10 个以上氨基酸残基相连而成的肽称为多肽（polypeptide）。

氨基酸通过肽键连接而形成的链状结构称为多肽链（polypeptide chain），多肽链中形成肽键的原子和 α-碳原子交替重复排列构成主链骨架（backbone），而伸展在主链两侧的 R 基被称为侧链（side chain）。多肽链有两端，有自由 α-氨基的一端称为氨基末端或 N-端，有自由 α-羧基的一端称为羧基末端或 C-端。肽链中的氨基酸因形成肽键而分子不完整被称为氨基酸残基（residue）（图 2-5）。

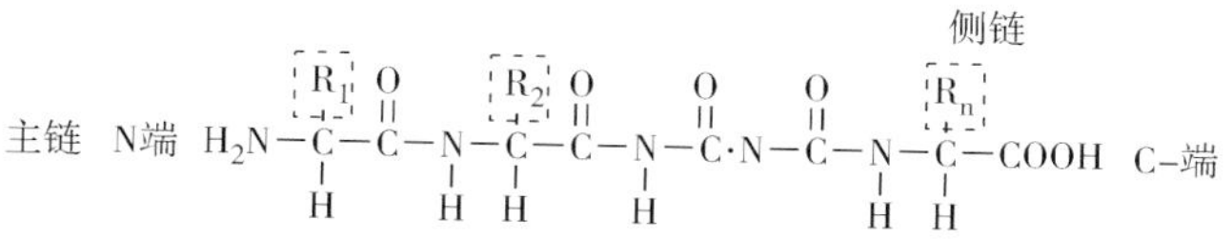

图 2-5 多肽链结构

从广义上讲，多肽包括蛋白质。即使狭义的多肽，实际上与蛋白质也没有严格界限。

（二）体内一些重要的肽

体内存在着许多具有生物活性的低分子质量寡肽和多肽，如谷胱甘肽、抗利尿激素、血管紧张素Ⅱ、β-内啡肽、催产素、表皮生长因子等。生物活性肽在代谢调节、神经传导等方面起着重要作用（表 2-2）。

表 2-2 体内重要的生物活性肽

中文名称	英文名称及缩写	氨基酸数目	生理功能
抗利尿激素	antidiuretic hormone，ADH	9 肽	维持体内水平衡和渗透压
催产素	pitocin，oxytocin	9 肽	强烈刺激子宫收缩
促甲状腺激素释放激素	thyrotropin releasing factor，TRH	3 肽	促进垂体分泌促甲状腺激素
脑啡肽	encephalin	5 肽	与痛觉的调节及情绪活动有关
β-内啡肽	β-endorphin，β-EP	31 肽	主要涉及疼痛、心血管和免疫等相关功能
P 物质	substance，P	11 肽	传递痛觉，使肠管收缩等作用
表皮生长因子	epidermal growth factor，EGF	53 肽	调节表皮细胞生长、分化，促进创伤愈合
血管紧张素Ⅱ	angiotensin Ⅱ	8 肽	使血管收缩，刺激醛固酮分泌，升高血压

还原型谷胱甘肽（glutathione，GSH）是由谷氨酸的 γ 羧基与半胱氨酸、甘氨酸通过肽键相连形成的三肽化合物。分子中的巯基（—SH）是主要功能基团，具有还原性，使 GSH 成为体内重要的抗氧化剂，保护体内蛋白质或酶分子免遭氧化。巯基还具有嗜核特性，能与一些致癌剂、药物、重金属离子结合促使其排出体外（图 2-6）。

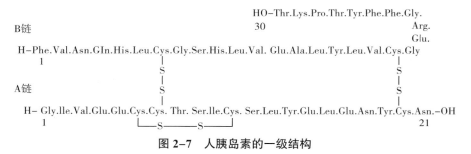

图 2-6　还原型谷胱甘肽（GSH）

二、蛋白质的一级结构

蛋白质的一级结构（primary structure）是指蛋白质多肽链中氨基酸残基的组成和排列顺序。维持一级结构的主要化学键是肽键，其次是二硫键。一级结构是蛋白质的基本结构，是其空间结构和生物学功能的基础。

人的胰岛素（insulin）由 A、B 两条多肽链构成，其中 A 链有 21 个氨基酸残基，B 链有 30 个氨基酸残基。其中 A 链第 7 位和 B 链第 7 位、A 链第 20 位和 B 链第 19 位的半胱氨酸之间形成两个链间二硫键，在 A 链第 6 位和 A 链第 11 位的半胱氨酸之间形成 1 个链内二硫键（图 2-7）。

B链
```
                                                HO-Thr.Lys.Pro.Thr.Tyr.Phe.Phe.Gly.
                                                   30                          Arg.
                                                                               Glu.
H-Phe.Val.Asn.GIn.His.Leu.Cys.Gly.Ser.His.Leu.Val. Glu.Ala.Leu.Tyr.Leu.Val.Cys.Gly
  1                       |                                                   |
                          S                                                   S
                          |                                                   |
A链                       S                                                   S
                          |                                                   |
H- Gly.lle.Val.Glu.Glu.Cys.Cys. Thr. Ser.lle.Cys. Ser.Leu.Tyr.Glu.Leu.Glu.Asn.Tyr.Cys.Asn.-OH
  1                  |_____S_____S_____|                            21
```
图 2-7　人胰岛素的一级结构

研究蛋白质的一级结构具有重要的意义：①氨基酸序列是蛋白质生物学活性的分子基础。②一级结构是空间结构的基础，包含形成特定空间结构所需的全部信息。③遗传疾病的物质基础是相关蛋白质的氨基酸序列产生变异。④研究氨基酸序列可以阐明生物进化史，氨基酸序列的相似性越大，物种之间的进化关系越近。

三、蛋白质的二级结构

二级结构（secondary structure）指某一段肽链中主链骨架盘绕折叠形成的空间排布，不涉及氨基酸残基侧链的构象。在蛋白质分子中，由于肽键平面之间相对旋转的角度不同，构成了不同类型的二级结构，主要包括 α - 螺旋（α-helix）、β - 折叠（β-pleated sheet）、β - 转角（β-turn）和无规卷曲（random coil）。α - 螺旋与 β - 折叠是目前研究最详细的两种二级结构。

（一）肽键是刚性平面

肽键具有特殊性质。从键长看，肽键键长（0.132nm）介于单键（0.146nm）和双键（0.124nm）之间，具有部分双键的性质，不能自由旋转；从键角看，肽键中键与键的夹角均为 120°。因此，形成肽键的 6 个原子（C_α、C、O、N、H、C_α）始终处在同一平面上，构成刚性的"肽键平面"（peptide bond plane），或称肽单元（peptide unit）（图 2-8）。其中两个 α–碳原子处于反式位置。N–C_α 键与 C_α–C 键可以旋转，所以肽链主链实际上是由刚性肽单元平面通过 α–碳原子串接形成的，主链构象的形成与改变是通过刚性平面围绕 α–碳原子的旋转实现的。

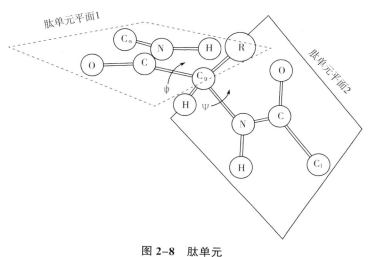

图 2-8 肽单元

（二） α–螺旋

α–螺旋（α–helix）是多肽链主链形成的螺旋结构（图 2-9）多为右手螺旋，其主要特点如下：多肽链以肽键平面为基本单位，以 α–碳原子为折点绕其分子长轴顺时针旋转，盘绕形成右手螺旋，螺旋一圈需 3.6 个氨基酸残基，螺距为 0.54nm，螺旋的直径为 0.50nm；氨基酸残基的 R 侧链伸向螺旋外侧；稳定性由链内氢键维持，由一个肽键的羰基氧和第四个肽键的氨基氢形成，方向与 α–螺旋长轴基本平行。

（三） β–折叠

在 β–折叠（β–pleated sheet）结构中，多肽链充分伸展，每个肽单元以 C_α 为转折点，相邻肽键平面折叠呈锯齿状或折纸样结构，两平面之间的夹角为 110°，R 侧链交错伸向锯齿或折纸样结构的上下方；两段以上的 β–折叠结构平行排布，靠形成氢键维持稳定性，氢键方向与肽链长轴垂直（图 2-10）。数股 β–折叠平行排列可形成裙褶样结构，若两条肽链走向相同，即 N–端、C–端方向一致称为正向（顺式）平行，反之称为反向（反式）平行。

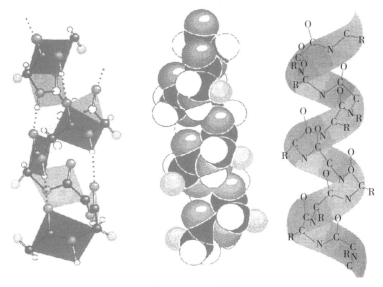

图 2-9　α-螺旋

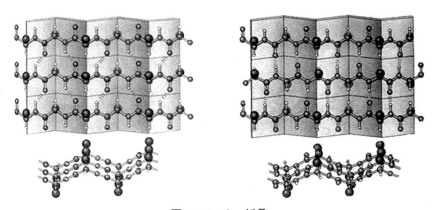

图 2-10　β-折叠

　　有些蛋白质为了在多层折叠上进一步形成重叠，要求侧链尽可能小，使 R 侧链之间可以紧密结合。如蚕丝或蜘蛛丝的 α-角蛋白主要含甘氨酸与丙氨酸，这是两个最小的氨基酸，在肽链中交替排列，在 β-折叠的一侧没有取代基，另一侧只有甲基。层与层之间形成了最大程度的紧密结合。

（四）β-转角

　　多肽链紧密折叠通过转折 180° 改变走向，把转折点的结构称为 β-转角（β-turn）（图 2-11）。β-转角由 4 个氨基酸残基构成，第 1 个氨基酸残基羰基氧与第 4 个氨基酸残基氨基氢形成氢键，中间 2 个氨基酸残基的肽键部分不形成氢键。甘氨酸最小，α-碳原子转动自由度很大，常出现在第 3 氨基酸位；脯氨酸因为其亚氨基构成的肽键为顺式结构，特别利于转角的形成，常出现在第 2 氨基酸位。

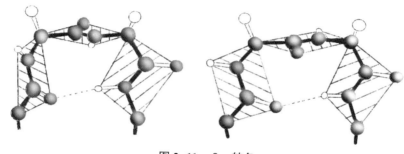

图 2-11 β-转角

（五）无规则卷曲

除了上述二级结构之外，蛋白质多肽链的空间结构中还存在一些没有确定规律性构象的肽段，这类构象称为无规则卷曲（random coil）。

（六）超二级结构

超二级结构（super secondary structure）是蛋白质分子中两个或两个以上二级结构在空间上靠近相互聚集形成的特殊空间构象，具有特殊的功能，又称为模体（motif）。如螺旋-转角-螺旋（图 2-12a）和锌指结构（zinc finger）（图 2-12b）。

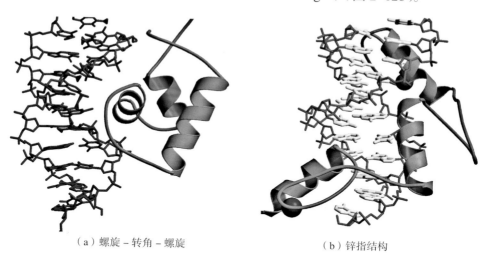

（a）螺旋-转角-螺旋　　　　　　　　（b）锌指结构

图 2-12　螺旋-转角-螺旋和锌指结构

（七）结构域

结构域（structural domain）是介于二级和三级结构之间的一种结构层次，在二级结构和超二级结构的基础上形成的，在空间上可明显区分的、相对独立的、球状紧密的区域性结构。从动力学的角度来看，一条较长的多肽链先折叠成几个相对独立的单位，在此基础上进一步折叠盘绕成为完整的立体构象。

四、蛋白质的三级结构

蛋白质的三级结构（tertiary structure）是在二级结构基础上，由于侧链 R 基的相互作用，进一步盘曲折叠构成的特定空间结构，包括整条肽链中全部氨基酸残基的所有原子在三维空间的排布位置。蛋白质三级结构的形成与稳定主要依靠次级键包括疏水作用、离子键，又称盐键、氢键，范德华力及少量的二硫键等维系（图 2-13）。

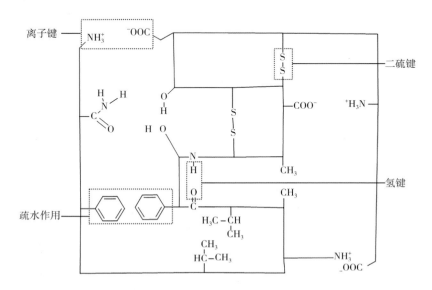

图 2-13　维持蛋白质空间结构的几种化学键

疏水作用是维持三级结构最主要的化学键，非极性的疏水 R 侧链因疏水作用趋向分子内部，形成疏水核，而大多数极性基团则分布在分子表面，形成亲水区。有些球状蛋白质分子的亲水表面上常有一些疏水微区，或者在分子表面上形成一个内陷的"洞穴"或"裂缝"，某些辅基就镶嵌其中，这常常是蛋白质分子的活性部位。

只由一条多肽链组成的蛋白质形成的最高空间结构就是三级结构，如肌红蛋白是由 153 个氨基酸残基构成的单链球状蛋白质（图 2-14）。蛋白质的三级结构由一级结构决定，多肽链中氨基酸残基数目、性质和排列顺序的不同，可以构成独特的三级结构，决定蛋白质特有的生物学功能。胰岛素尽管由 A、B 两条链构成，但两条链之间通过二硫键相连而不是通过非共价键相连，使分子只能形成三级结构的空间构象，而不能形成四级结构。因此，胰

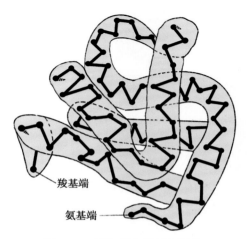

图 2-14　肌红蛋白的三级结构

岛素和肌红蛋白都是以三级结构来发挥生物学功能的。

由一条肽链构成的蛋白质具有三级结构时，才具有生物学活性。

五、蛋白质的四级结构

由两条或两条以上具有独立三级结构的多肽链相互作用，经非共价键连接成特定空间构象，即为蛋白质的四级结构（quaternary structure）。在四级结构中，每条具有独立三级结构的多肽链称为亚基（subunit）。各亚基之间主要以疏水作用、氢键、盐键等非共价键缔合成多聚体。具有四级结构的蛋白质，亚基单独存在时不具有生物学活性，只有完整的四级结构多聚体才有生物学功能。

多亚基构成的蛋白质中，亚基可以相同也可以不同。如血红蛋白是含有两个 α 亚基和两个 β 亚基按特定方式接触排布形成的具有四级结构的四聚体蛋白质。α、β 两种亚基的三级结构极为相似，每个亚基都结合一个血红素辅基（图 2-15）。

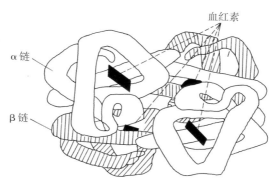

图 2-15　血红蛋白的四级结构

第三节　蛋白质结构与功能的关系

一、一级结构与功能的关系

蛋白质的一级结构包含了形成特定空间结构所需的全部信息，是其空间结构的物质基础，而蛋白质的空间结构决定蛋白质的生物学活性，因此蛋白质的一级结构对其生物活性的发挥起关键作用。

存在于不同生物体内，具有相同或者相似生物活性的蛋白质称为同源蛋白质（homologous protein）。在同源蛋白质的一级结构中，有些位置的氨基酸残基对所有种属都是相同的，称为不变残基；有些位置的氨基酸残基在不同种属之间差异很大，称为可变残基。

不同种属来源的胰岛素分子由两条多肽链组成，其中约有 22 个氨基酸残基的种类与位置完全相同，其空间结构也相似。虽然 A 链第 8、9、10 位和 B 链第 30 位氨基酸均为可变残基，差异较大，但功能不变，都具有调节物质代谢、降低血糖的作用。

如果蛋白质分子中关键部位的氨基酸残基发生变化，从而会影响空间结构引起功能发生改变，甚至导致疾病的发生。如镰刀状红细胞贫血（sickle-cell anemia），血红蛋白分子中 β 链的 N- 端第 6 位氨基酸残基，由酸性亲水的谷氨酸突变成中性疏水的缬氨酸，仅此一个氨基酸残基的改变，使正常水溶性的血红蛋白溶解度下降，聚集成棒状析出，导致红细胞扭曲成镰刀状。这种由于基因突变导致的蛋白质分子中某个氨基酸残基发生变异引起的疾病，称为分子病（molecular disease）。

二、空间结构与功能的关系

蛋白质的功能发挥有赖于其特定的空间构象，当构象发生变化时，其功能随之也发生变化。

血红蛋白（hemoglobin，Hb）在人体内的主要生理功能是运输 O_2。Hb 是 $\alpha_2\beta_2$ 组成的四聚体，α 亚基含有 141 个氨基酸残基，β 亚基含有 146 个氨基酸残基，每个亚基含有一个能与 O_2 结合的血红素辅基。1 分子 Hb 能结合 4 分子 O_2。

人 Hb 和昆虫 Hb 的一级结构存在较大差异，但空间结构十分相似，与血红素相连的氨基酸都是组氨酸和苯丙氨酸，这说明一级结构差异较大的多肽链可以形成相似的空间结构，相似的空间结构赋予不同种属同源蛋白质相同的生物活性。

当 Hb 未与 O_2 结合时，其四级结构为紧张构象（tense state，T 态），与 O_2 亲和力小。

O_2 与 Hb 第一个亚基的结合使 Hb 的四级结构由紧张构象转变为松弛构象（relaxed state，R 态），与 O_2 的亲和力大。

Hb 结合 O_2 的能力依赖于分子中的血红素。血红素由原卟啉Ⅸ和 Fe^{2+} 构成。Fe^{2+} 可形成 6 个配位键，其中 4 个与原卟啉环的 4 个氮原子形成，第 5 个与位于原卟啉平面一侧的组氨酸形成，第 6 个与位于原卟啉平面另一侧的 O_2 形成，非氧合状态时与 H_2O 形成（图 2-16）。

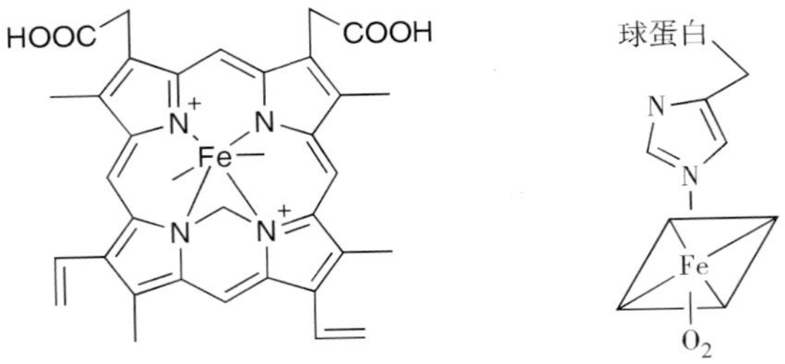

图 2-16　铁卟啉

多亚基蛋白分子中，一个亚基与其配体的结合影响其他亚基与配体的结合，这种现象称为协同效应（cooperativity）。若这种影响是促进其他配体的结合则称为正协同效应；反之，称为负协同效应。

如果多肽链的折叠发生错误，尽管一级结构不变，但蛋白质的构象发生改变，也可影响其功能，严重时可导致疾病，常将此类疾病称为蛋白质构象疾病。有些蛋白质错误折叠后相互聚集，可形成抗蛋白水解酶的淀粉样纤维沉淀，产生毒性而致病，这类疾病包括人纹状体脊髓变性病、阿尔茨海默病、亨廷顿舞蹈病、疯牛病等。

疯牛病是由朊病毒蛋白（prion protein，PrP）引起的人和动物神经退行性病变，这类疾病具有传染性、遗传性或散在发病的特点。朊病毒是一类能引起同种或异种蛋白质构象改变而使其功能改变或致病的蛋白质。

朊病毒蛋白质的三级结构有两种构象：一种是正常的 PrPc 构象，以 α–螺旋为主；另一种是致病的 PrPSc 构象，以 β–折叠为主（图 2–17）。富含 α–螺旋的 PrPc 在某种未知蛋白质的作用下，可转变成分子中大多数为 β 折叠的 PrPSc。PrPc 和 PrPSc 的一级结构完全相同，可见 PrPc 转变成 PrPSc 涉及蛋白质分子 α–螺旋重新折叠成 β–折叠的过程。PrPSc 对蛋白酶不敏感，水溶性差，对热稳定，可以相互聚集，最终形成淀粉样纤维沉淀而致病。

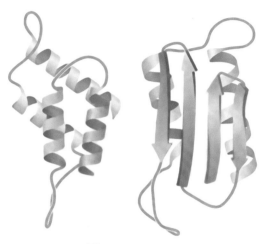

图 2–17　朊病毒

第四节　蛋白质的理化性质

蛋白质由氨基酸组成，其理化性质和氨基酸的理化性质有相同或相关性，如两性电离、等电点及紫外吸收的特性等。蛋白质是生物大分子，也具有特有的理化性质，如胶体性质、沉降与沉淀、变性及复性等。

一、蛋白质的两性电离与等电点

蛋白质分子除两端的氨基和羧基可分别解离带电荷外，分子内部氨基酸残基的 R 侧链中某些基团，如天冬氨酸、谷氨酸残基中的 β– 和 γ– 羧基，赖氨酸残基中的 ε– 氨基，精氨酸残基中的胍基和组氨酸残基中的咪唑基等，都是一些可以解离的基团，在一定的 pH 条件下有的带正电荷，有的带负电荷。因此蛋白质和氨基酸一样，都是两性电解质，在溶液中的解离和带电状态受溶液 pH 值的影响。当溶液处于某一 pH 值时，蛋白质分子所带的正负电荷相等，呈兼性离子状态，净电荷为零，此时溶液的 pH 值称为该蛋白质的等电点（pI）。

二、蛋白质的胶体性质

蛋白质分子量为 1 ～ 100 万道尔顿，分子大小已达到胶粒 1 ～ 100nm 范围之内。与低分子物质比较，蛋白质分子扩散速度慢，不易透过半透膜，黏度大。如血浆蛋白质等大分子胶体物质不能通过毛细血管壁，成为影响血管内外两侧水平衡的重要因素。球状蛋白质的表面多为亲水基团，在溶液中具有强烈的吸引水分子作用，使蛋白质分子表面被水分子包围形成水化膜，从而将蛋白质分子相互隔开。同时亲水 R 侧链的大多数基团可以解离，使蛋白质分子表面带有一定量的同种电荷，相互排斥，防止相互聚集，因而分散在水溶液中的蛋白质是一种稳定的胶体溶液。若破坏蛋白质胶体颗粒表面的水化膜和电荷两种稳定因素，可使蛋白质从溶液中析出。

三、蛋白质的沉淀

蛋白质分子相互聚集而从溶液中析出的现象称为蛋白质沉淀（precipitation）。沉淀蛋白质的方法有以下几种。

（一）盐析

在蛋白质溶液中加入高浓度的中性盐溶液（如硫酸铵、硫酸钠、氯化钠等），破坏蛋白质分子表面的水化膜和电荷，破坏蛋白质在水溶液中的稳定因素而使其从溶液中析出，称为盐析（salt precipitation）。各种蛋白质盐析时所需的盐浓度及 pH 值均不同。一般蛋白质分子量越大，所需中性盐的浓度越小，利用这种差异来分离不同大小蛋白质，称为分段盐析法。如可用半饱和的硫酸铵沉淀血清球蛋白，饱和的硫酸铵分离血清蛋白。盐析时溶液的 pH 值越接近蛋白质的 pI，效果越好。盐析法一般不引起蛋白质的变性，是分离蛋白质的常用方法之一。

（二）有机溶剂沉淀

可与水混溶的乙醇、丙酮等有机溶剂都是脱水剂，能破坏蛋白质分子表面的水化膜，使蛋白质易于从溶液中析出。在常温下，有机溶剂沉淀蛋白质往往引起变性，如酒精可以消毒灭菌。若在低温（0 ～ 4℃）条件用乙醇或丙酮沉淀蛋白质，只要快速分离，一般不易变性。此法也可用于分离蛋白质，如果适当调整溶剂的 pH 值和离子强度，分离效果更好。

（三）重金属盐沉淀

重金属离子（如银、汞、铜、铅等）可与带负电荷的蛋白质结合形成不溶性盐而沉淀。沉淀条件是溶液 pH 值大于 pI。重金属盐沉淀蛋白质往往会使蛋白质变性。临床上抢救误服重金属盐的中毒患者，常常灌服大量蛋白质如牛奶、豆浆等，与重金属离子形成不溶性络合物，从而减轻重金属离子对机体的损害。长期从事重金属作业的人员，提倡多吃高蛋白食物，以防止重金属离子被人体吸收而造成损害。

（四）生物碱试剂沉淀

生物碱试剂如苦味酸、鞣酸、磷钨酸、磷钼酸、三氯乙酸等的酸根离子可与带正电荷的蛋白质结合形成不溶性盐而沉淀。沉淀条件是溶液 pH 值小于 pI。在临床检验中，常用三氯乙酸和磷钨酸沉淀血液中蛋白质以制备去蛋白滤液，或者用苦味酸检验尿蛋白。生物碱试剂可引起蛋白质变性。

四、蛋白质的变性与复性

蛋白质在某些理化因素的作用下，使特定的空间结构遭到破坏，从而导致其理化性质的改变和生物学活性的丧失，这种现象称为蛋白质变性（denaturation）。很多因素都会使蛋白质变性，如高温、高压、紫外线、超声波、强酸、强碱、重金属离子、生物碱试剂等。蛋白质变性的实质是维系蛋白质空间结构的次级键断裂，使有序的空间结构变为无序的松散状态，分子内部的疏水基团暴露出来，使其在水中的溶解度降低并丧失生物学活性。因此，蛋白质变性后，理化性质发生明显变化，如溶解度降低、黏度增加、结晶能力消失、易被蛋白酶降解和原有的生物学活性丧失。

有些蛋白质变性后，采用一定条件去除变性的因素，能恢复或部分恢复原来的空间构象，并恢复其生物学活性，这种现象称为蛋白质复性（renaturation）。如在核糖核酸酶溶液中加入尿素和 β-巯基乙醇，维持核糖核酸酶空间结构的四个二硫键被破坏，失去催化活性。当用透析法去除尿素和 β-巯基乙醇以后，二硫键重新形成，其原有的空间结构及催化活性又得以恢复（图 2-18）。蛋白质变性后的复性，与蛋白质种类、分子结构改变的程度等都有关。一般情况下，大多数蛋白质变性是不可逆的。

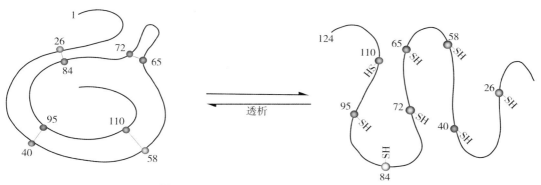

图 2-18　核糖核酸酶的变性与复性示意图

蛋白质变性具有重要的临床及科研应用价值，如用乙醇、紫外线、高温、高压等消毒灭菌；低温条件下制备和保存疫苗、酶、血清等蛋白制剂，防止变性失活。

五、蛋白质的紫外吸收与颜色反应

（一）蛋白质紫外吸收特性

大多数蛋白质分子中含有酪氨酸和色氨酸残基，因此，蛋白质在 280nm 波长处有特征性吸收峰。在一定条件下，蛋白质 A_{280} 与浓度呈正比，利用此特性可用紫外分光光度法进行蛋白质的定量分析。

（二）颜色反应

蛋白质分子中的肽键及氨基酸残基侧链的某些化学基团能与特定试剂作用呈色，常被用于蛋白质的定性、定量分析。

1. 双缩脲反应 凡是含有两个或两个以上肽键的化合物在碱性溶液中与硫酸铜反应生成紫红色螯合物。此反应可用于蛋白质和多肽的定量测定，氨基酸和二肽不出现此反应，因此可用于检测蛋白质的水解程度。

2. 酚试剂反应 先用碱性铜溶液与蛋白质反应生成紫红色螯合物，再加入酚试剂（磷钼酸与磷钨酸），将螯合物中的酪氨酸和色氨酸还原生成蓝色化合物。此反应的灵敏度比双缩脲反应高 100 倍，可用于微量蛋白质的定量测定。

第五节　蛋白质分离纯化技术

蛋白质是生命的物质基础，阐明蛋白质的组成、结构与性质可揭示其生物活性。研究蛋白质，首先需要将其分离纯化，比较常用的分离纯化技术是电泳、色谱和离心等。

一、电泳

蛋白质是两性电解质，在一定 pH 值条件下可以解离成带电粒子，在电场中向着与其所带电荷电性相反的电极泳动，这种现象称为电泳（electrophoresis）。带电粒子在电场中的移动方向和移动速率与粒子所带电荷量和分子大小有关。根据各种蛋白质在一定的 pH 值环境下所带电荷种类与数量不同的特点，利用电泳技术可以分离提纯蛋白质。根据支持介质，可分为薄膜电泳、凝胶电泳、毛细管电泳等，其中聚丙烯酰胺凝胶电泳和毛细管电泳应用最广泛。

（一）凝胶电泳

最常用的凝胶电泳有琼脂糖凝胶电泳（agarose electrophoresis）和聚丙烯酰胺凝胶电泳（polyacrylamide gel electrophoresis，PAGE），这些支持物可以附于玻璃板上，PAGE 还具有分子筛作用。人们常用十二烷基硫酸钠（sodium dodecyl sulfate，SDS）将欲分离的蛋白质分解为亚基，SDS 是负电性很强的物质，它可使所有的亚基均带上大致相等的负电荷。这样，在具有分子筛作用的 PAGE 中，各种蛋白质的泳动速度仅仅取决于分子大小，这种电泳称为 SDS-PAGE 电泳。如有已知相对分子量的标准蛋白质作对照，此电泳可用于蛋白质相对分子量的测定。

（二）等电聚焦电泳

等电聚焦电泳（isoelectric focusing electrophoresis，IEF）在具有 pH 梯度的电场中进行的电泳，每种蛋白质有其特定的等电点，在 pH 呈梯度的电场中，按其等电点不同，带有不同的电荷，于是向与其带电相反的电极方向泳动。这样，在电泳时某一蛋白质迁移到电场中某一处的 pH 值等于其等电点时，该蛋白质便因不带电荷而停止泳动。这样，各种蛋白质按其等电点不同得以分离。

（三）双向凝胶电泳

双向凝胶电泳（two-dimensional gel electrophoresis，2-DGE）是两种单向凝胶电泳的组合，即在第一向电泳后，再在其垂直方向上进行第二向电泳。如等电点聚焦 /SDS- 聚丙烯酰胺双向电泳，第一向等电点聚焦电泳是基于蛋白质等电点的不同进行分离，第二向 SDS- 聚丙烯酰胺电泳则按分子量不同进行分离，最终将蛋白质在二维平面上分开。

（四）毛细管电泳

毛细管电泳在内径为 25 ～ 100μm 的石英毛细管中进行。与普通凝胶相比，毛细管内径细，易于扩散热量。另外，毛细管电泳电阻大，在较高电压（可高至 30kV）下仍可维持较小的电流，可以提高电泳分辨率并缩短分析时间。

二、色谱技术

色谱技术（chromatography）是分离生物大分子重要的技术之一，可以根据不同物质在固定相和流动相中分配系数的不同进行分离。

（一）离子交换色谱

离子交换色谱（ion-exchange chromatography，IEG）是指通过在固定相和流动相之间发生可逆的离子交换反应进行蛋白质的分离提纯。离子交换色谱所用的固定相介质称为离子交换剂，分为阳离子交换剂和阴离子交换剂，其化学本质是一种引入了可解离基团的不溶性高分子化合物，如树脂、纤维素、葡聚糖等，其所含解离基团能与溶液中的其他离子进行交换。

以阴离子交换色谱为例（图 2-19），将阴离子交换葡聚糖填入色谱柱内，由于此种葡聚糖颗粒本身带有正电荷，吸附溶液中带负电的蛋白质阴离子。若用带有不同浓度的阴离子（如 Cl⁻）溶液进行洗脱，洗脱液中的阴离子取代蛋白质分子与交换剂结合，低盐浓度时带电少的蛋白质被优先洗脱下来。随着洗脱溶液中阴离子浓度的不断升高，带电多的蛋白质也不断地被洗脱下来。若用不同 pH 值缓冲液进行洗脱，随着色谱柱内溶液 pH 值的变化，达到或接近其等电点的蛋白质由于不带电荷而被洗脱下来。这样，利用离子交换色谱，带电不同的蛋白质便得以分离。

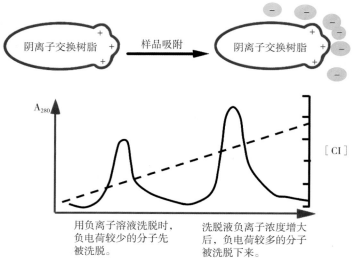

图 2-19　离子交换层析

（二）凝胶过滤色谱

凝胶过滤（gel filtration）色谱是指使样品随流动相经过固定相凝胶，样品中各组分按其分子大小不同而分离。凝胶色谱所用的固相介质是不带电荷多孔网状结构的填充惰性的微孔胶粒如交联葡聚糖，大分子物质不能进入网孔，不受固定相的阻滞，随流动相沿凝胶颗粒的间隙移动，移动速度快，首先被洗脱；小分子物质可以进入网孔，阻滞作用大，移动速度慢，后被洗脱（图 2-20）。显然。凝胶具有分子筛性质，因而凝胶色谱又称为分子筛色谱。

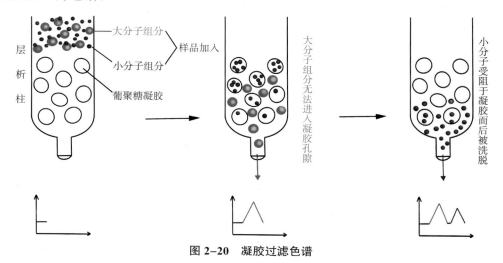

图 2-20　凝胶过滤色谱

（三）亲和色谱

许多生物分子的相互结合是特异和可逆的，如抗原和抗体、酶和底物、激素和受体等。亲和色谱是将抗体、底物或激素连接到固定相介质上，当相应的抗原、酶或受体随着流动相流过固定相介质时即可与之特异性结合，通过淋洗除去其他成分，再进行解离洗脱即可获得提纯物。亲和色谱法的纯化效率很高，一次可将蛋白质纯化千余倍。

三、其他技术

除上述技术之外，离心、透析、超滤等技术也是常用于分离提纯蛋白质的技术。

（一）离心

离心（centrifugation）是利用机械快速旋转所产生的离心力，将不同密度的物质分离开来的方法。随着离心技术的不断发展及离心装置的不断革新，离心机的最大转速不断提高，经历了从低速向高速、超速发展的过程。按每分钟离心转数（revolution per minute，rpm）可将离心分为低速离心（<10000rpm）、高速离心（supercentrifugation，10000～30000rpm）和超速离心（ultracentrifugation，>30000rpm）。

超速离心法既可用于分离纯化蛋白质，又可用于测定蛋白质的相对分子质量。蛋白质在高达50000g（g，gravity）的离心力下，可在溶液中逐渐沉降。

离心机的结构包括冷冻系统、真空系统、自控系统，分析用超速离心机还装有光学分析系统，可用于样品的定量分析。电子计算机自动控制程序的引入使得样品分子量、沉降系数及扩散系数等的测定自动化，为提高测定速度和测定结果的准确性创造了有利条件。

（二）透析

透析（dialysis）是利用半透膜将小分子与大分子分离的方法。透析时将蛋白质溶液装入透析袋内，然后浸入流动的缓冲液中，小分子就会从透析袋内透出，蛋白质因此得到纯化。透析过程中要更换3～5次袋外的透析液，以使透析袋内的小分子物质全部去除。有时将装有相对分子质量较大的蛋白质溶液的透析袋包埋入吸水剂如聚乙二醇等内，袋内的水与小分子物质可透出透析袋，达到将袋内蛋白质浓缩的目的。

（三）超滤

超滤（ultrafiltration）是在一定的压力下，使蛋白质溶液在通过一定孔径的超滤膜时，相对分子质量较小的物质滤过，而相对分子质量较大的蛋白质被截留，从而达到分离纯化的目的。超滤常用于生物大分子，尤其是蛋白质的浓缩或脱盐。

第三章　核酸的结构与功能

核酸（nucleic acid）是由核苷酸或脱氧核苷酸构成的生物大分子，包括核糖核酸（ribonucleic acid，RNA）和脱氧核糖核酸（deoxyribonucleic acid，DNA）。细胞生物均含有这两类核酸，但病毒只含一种（DNA 或 RNA）。

DNA 是遗传的物质基础，真核生物的绝大多数 DNA 存在于细胞核染色体中，少量 DNA 存在于线粒体或叶绿体内。原核生物的 DNA 存在于拟核或细胞质中。RNA 主要存在于细胞质中，少量存在于细胞核中，在蛋白质合成过程中起重要作用。

第一节　核酸的分子组成

一、核酸的元素组成

核酸由 C、H、O、N、P 组成，其中 P 元素含量较为稳定，约为 9.5%，因此，可用定磷法测样品中核酸含量。

二、核酸的基本组成单位——核苷酸

核酸在核酸酶的作用下水解为核苷酸。细胞内含有各种核苷酸及其衍生物，具有重要的生理功能。核苷酸可被分解为核苷和磷酸，而核苷又可进一步被分解为戊糖和碱基。碱基分为嘌呤和嘧啶两类。因此，核苷酸由磷酸、戊糖和碱基组成，是核酸的基本组成单位。

（一）戊糖

戊糖（pentose）是构成核苷酸的基本组分（图 3-1），五个碳原子分别标以 C-1′、C-2′……C-5′。在 RNA 和 DNA 中，戊糖分别为 β-D-核糖（ribose）和 β-D-脱氧核糖（deoxyribose）。

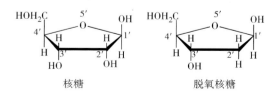

核糖　　　　　　脱氧核糖

图 3-1　核酸中戊糖结构

（二）碱基

碱基是构成核酸的基本组分，是杂环有机化合物——嘧啶和嘌呤的衍生物（图3-2）。嘌呤和嘧啶都含有共轭双键，对260nm的紫外光有强吸收峰。

1. 嘌呤 核酸中的嘌呤衍生物有两种，分别为腺嘌呤（adenine，A）和鸟嘌呤（guanine，G）。

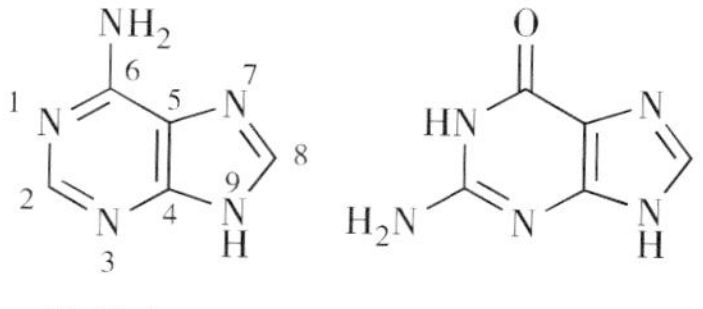

腺嘌呤　　　　　鸟嘌呤

2. 嘧啶 核酸中的嘧啶衍生物有三种，分别为胞嘧啶（cytosine，C）、尿嘧啶（uracil，U）和胸腺嘧啶（thymine，T）。两类核酸均含有胞嘧啶，但DNA中仅含有胸腺嘧啶，RNA中仅含有尿嘧啶。

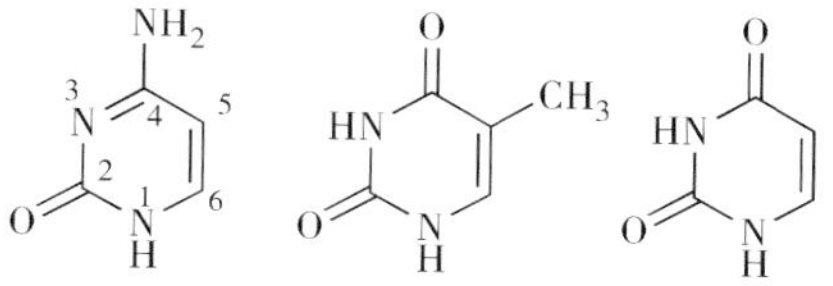

胞嘧啶　　　　　胸腺嘧啶　　　　　尿嘧啶

图3-2　碱基结构

3. 稀有碱基 除上述常规碱基外，核酸中还存在一些含量很少的稀有碱基。稀有碱基一般是常规碱基修饰后产物，也称为修饰碱基（图3-3）。稀有碱基虽然量少，却具有重要的生物学意义。tRNA中稀有碱基的含量较高，约占10%。

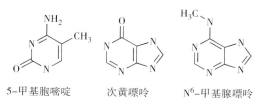

5-甲基胞嘧啶　　　　　次黄嘌呤　　　　　N⁶-甲基腺嘌呤

图3-3　稀有碱基结构

（三）核苷

核苷是戊糖和碱基缩合而成的糖苷类化合物。戊糖的C-1′和嘌呤的N-9或嘧啶的N-1之间形成 β-N-糖苷键。

核苷（图3-4）或脱氧核苷（图3-5）的戊糖是呋喃糖，C-1′是手性碳原子，都有α和β两种构型，戊糖与碱基之间的糖苷键是 β-N-糖苷键。

根据核苷中戊糖的差异，核苷也分为两类，即核糖核苷和脱氧核糖核苷。对核苷命名时，冠以碱基的名称，如腺嘌呤核苷、胞嘧啶核苷或脱氧胸腺嘧啶核苷等。

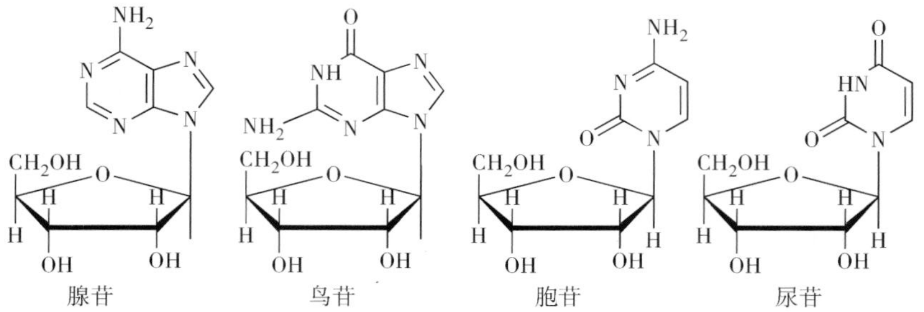

图 3-4　核苷结构

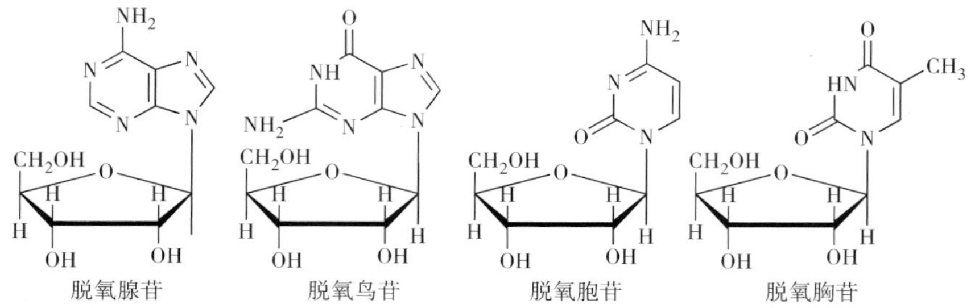

图 3-5　脱氧核苷结构

（四）核苷酸（nucleotide）

核苷中戊糖的羟基被磷酸酯化形成核苷酸。根据戊糖的差异将核苷酸分为核糖核苷酸（图 3-6）和脱氧核糖核苷酸（图 3-7）。根据磷酸基与戊糖连接位置的不同，可以形成 2′- 核苷酸、3′- 核苷酸和 5′- 核苷酸。核酸中的核苷酸均为 5′- 核苷酸。

根据核苷连接磷酸基团数目的不同，核苷酸可分为核苷一磷酸（nucleoside monophosphate，NMP）、核苷二磷酸（nucleoside diphosphate，NDP）和核苷三磷酸（nucleoside triphosphate，NTP），以腺苷酸为例，结构式如下所示（图 3-8）。

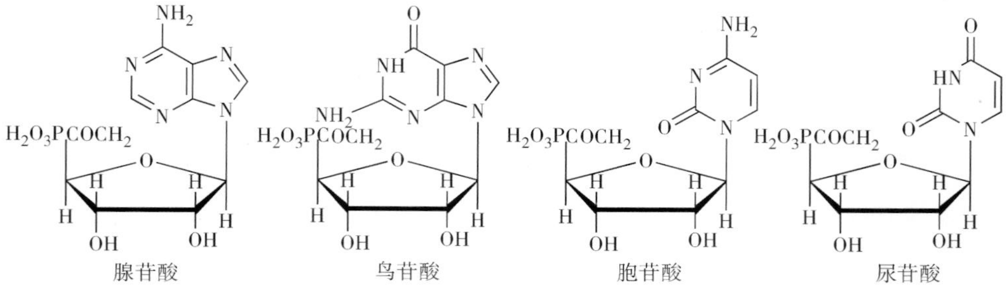

图 3-6　核苷酸结构

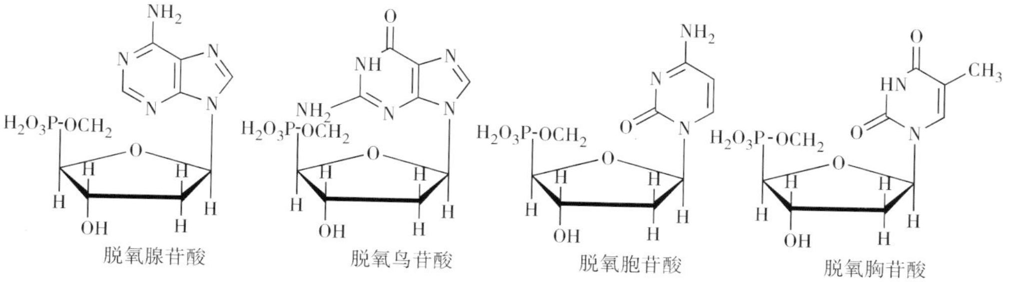

图 3-7 脱氧核苷酸结构

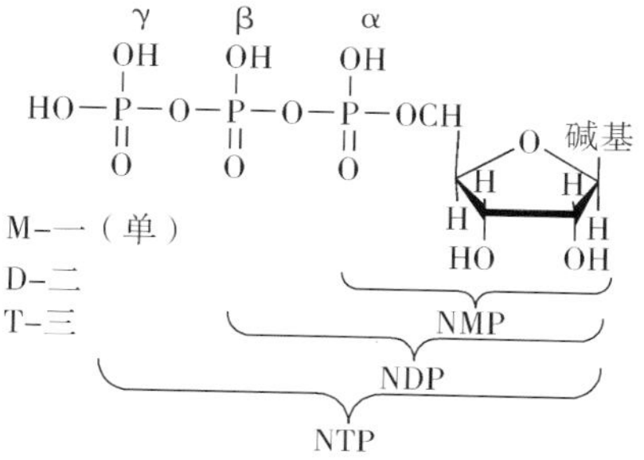

图 3-8 三磷酸核苷

在细胞中，核苷酸的衍生物参与物质代谢调控及细胞内信号调节，如环腺苷酸（cyclic adenosine monophosphate，cAMP）和环鸟苷酸（cyclic guanosine monophosphate，cGMP）（图 3-9）。cAMP 参与调控细胞内多种生理生化过程，如控制细胞的增殖和分化、细胞对激素的反应及细胞凋亡信号的传导等。

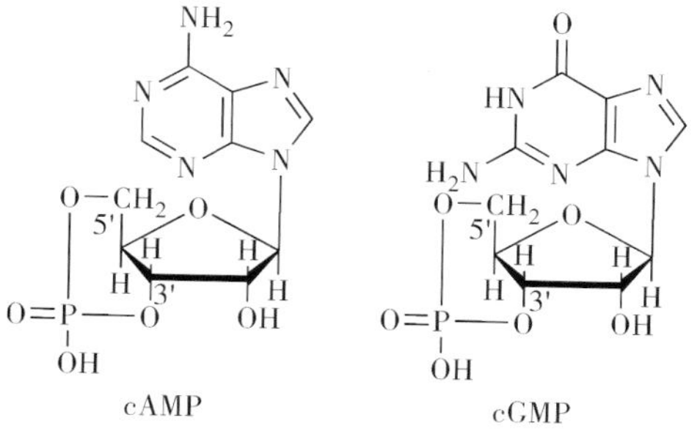

图 3-9 环磷酸核苷

第二节 DNA 的分子结构

一、DNA 的一级结构

DNA 的一级结构是 DNA 分子中核苷酸之间的连接方式和核苷酸的序列。

在 DNA 分子中，脱氧核苷酸通过 3′- 羟基与下一个脱氧核苷酸的 5′- 磷酸连接，形成 3′,5′- 磷酸二酯键（图 3-10）。主链由磷酸与脱氧核糖构成，碱基相当于侧链。

DNA 链有方向性，一端为 5′- 末端，另一端为 3′- 末端。核酸链有几种表达方式，规定从 5′- 端开始到 3′- 端结束，与 DNA 合成方向一致。

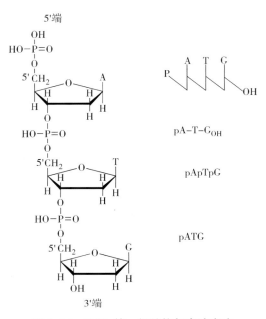

图 3-10　DNA 的一级结构与表达方式

二、DNA 的二级结构

1953 年，J.Watson 和 F.Crick 提出了 DNA 的双螺旋结构模型，不仅解释了 DNA 理化性质的物理基础，还揭示了 DNA 分子的遗传机制。

（一）B 型 DNA 双螺旋结构模型的要点

1. DNA 分子是反向平行的右手双螺旋结构。DNA 分子是双链结构，两条链反向平行（anti-parallel），绕同一长轴相互缠绕，构成右手双螺旋（right-handed helix）结构。磷酸基团和脱氧核糖构成亲水性的核酸主链（backbone）位于螺旋外侧，疏水性的碱基位于内侧。双螺旋上有一条大沟（major groove）和一条小沟（minor groove）。

2. 两条链之间的碱基互补配对。碱基平面与长轴（戊糖平面）垂直，碱基之间形成氢键而将两条链结合在一起。由于受结构限制，氢键形成于特定的碱基对之间，A 与 T 之间形成两个氢键，G 与 C 之间形成三个氢键，这样的碱基配对关系称为碱基互补配对（complementary base pair），因此，DNA 的两条链称为互补链（complementary strand）（图 3-11）。

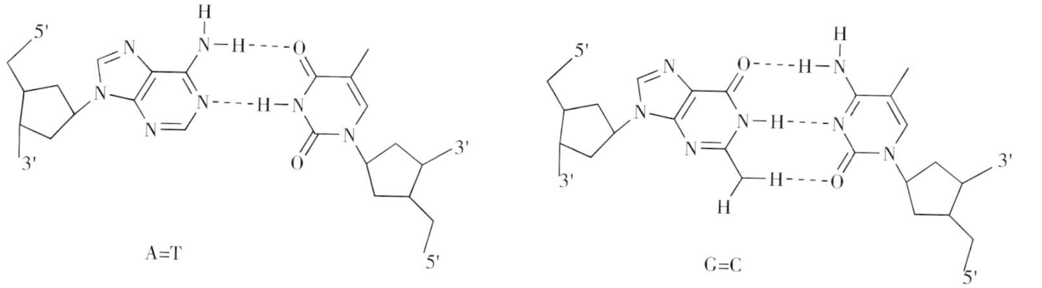

A=T

G≡C

图 3-11 碱基间结合的氢键

3. 双螺旋的直径为 2nm，每螺旋一周为 10.5bp，两个相邻碱基平面之间的垂直距离为 0.34nm。

4. 碱基堆积力和氢键维持螺旋结构的稳定。相邻的两个碱基对平面相互重叠产生疏水性的碱基堆积力，维持螺旋的纵向稳定。互补链间碱基对的氢键维持 DNA 双螺旋的横向稳定（图 3-12）。

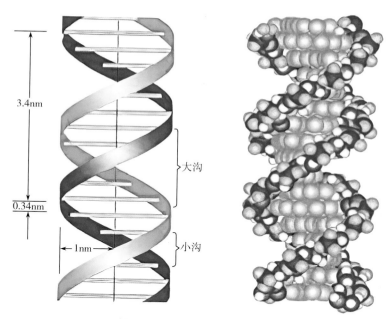

3.4nm

0.34nm

1nm

大沟

小沟

图 3-12 DNA 的双螺旋结构

（二）DNA 双螺旋结构的多态性

Watson 和 Crick 提出的双螺旋结构称为 B 型 DNA 或 B-DNA，是在水环境或生理条件下 DNA 最稳定性的构象。DNA 是柔性分子，在不同的离子强度和相对湿度下，DNA 双螺旋结构的沟槽、螺距和旋转角等都会发生变化。在脱水或 DNA-RNA 杂交时，DNA 右手双螺旋结构称为 A 型 DNA 或 A-DNA（图 3-13）。A 型构象同样为右手双螺旋，但大沟变深，小沟变浅，一些小分子 DNA 结晶时形成 A 型构象，目前还没发现细胞内存在 A 型构象。富含 GC 重复序列的 DNA 分子会出现左手双螺旋结构，称为 Z 型 DNA 或 Z-DNA。Z 型构象为左手双螺旋，大沟几乎消失，小沟变深变窄，在原核及真核生物细胞内发现 Z 型构象。在生物体内，DNA 的双螺旋结构处于动态变化中，功能也发生相应的变化，与基因的表达调控相适应。

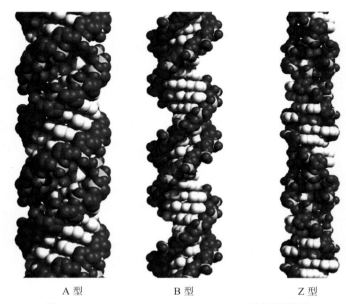

A 型　　　　　　　　B 型　　　　　　　　Z 型

图 3-13　A-DNA、B-DNA、Z-DNA 的结构模型

三、DNA 的三级结构

双螺旋不是 DNA 在细胞内的最终结构。大肠杆菌细胞内的 DNA 的双螺旋长度为 1.7mm，是细胞直径的 850 倍；人体细胞 DNA 双螺旋长度约 2m，全部 DNA 的双螺旋长度约为地球到太阳距离的 1400 倍。在细胞核内，DNA 盘曲为更复杂的结构。

（一）环状 DNA 的超螺旋结构

细菌、某些病毒如噬菌体、真核细胞的线粒体和叶绿体的 DNA 都是闭环状结构，可以进一步扭转、盘绕成超螺旋结构（图 3-14）。超螺旋有两种：正超螺旋（positive supercoil）和负超螺旋（negative supercoil）。形成超螺旋可降低 DNA 分子的张力，压缩 DNA 分子，使 DNA 分子更加稳定，结构更加紧凑。通常 DNA 分子的旋转是适度的，盘绕过度称为正超螺旋，盘绕不足为负超螺旋。复制时解链区 DNA 呈松弛状态会导致其他部分过度拧紧成为正超螺旋。在细胞分裂间期 DNA 处于负超螺旋状态，DNA 双链易于解链有利于复制。

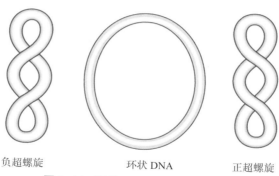

负超螺旋　　　　环状 DNA　　　　正超螺旋

图 3–14　环状 DNA 及其超螺旋结构

（二）真核生物 DNA 的结构

真核生物基因组比原核生物大很多，如大肠杆菌的 DNA 约为 4.7×10^3kb，而人的基因组 DNA 约为 3×10^6kb，因此，真核生物基因组位于细胞核内，其 DNA 需要与蛋白质结合，经过折叠压缩后以染色体（chromosome）形式存在，基本结构单位是核小体（nucleosome）。

核小体由组蛋白（histone，H）和 DNA 构成。组蛋白有 5 种，其中 H_2A、H_2B、H_3、H_4 各两个亚基构成核小体的八聚体核，DNA 长度约 200bp，其中 146bp 缠绕八聚体核 1.75 圈，与 H_1 和长约 50bp 左右的连接 DNA 共同构成直径 10nm 的螺线管型超螺旋。通过形成核小体，DNA 长度被压缩了约 7 倍。由许多核小体形成的串珠状线性结构，进一步盘曲成直径为 30nm 中空的染色质纤维，每 1 圈含 6 个核小体（图 3–15）。30nm 染色质纤维进一步层层盘曲形成超螺旋管，最终在细胞核内压缩、组装成染色体，整个过程受到精确调控。

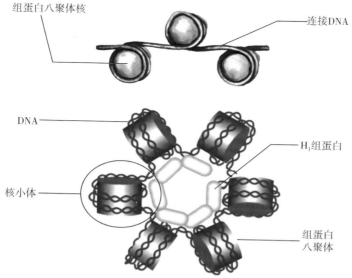

图 3–15　核小体（上）及染色质纤维截面（下）示意图

由于细胞不断进行代谢，如 DNA 复制及基因表达，DNA 的盘曲实际上是一个动态过程，在不同时期、DNA 的不同区段，其盘曲程度、盘曲方式都可能不同（图 3-16）。

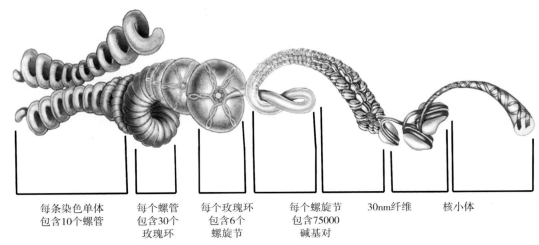

每条染色单体	每个螺管	每个玫瑰环	每个螺旋节	30nm 纤维	核小体
包含10个螺管	包含30个	包含6个	包含75000		
	玫瑰环	螺旋节	碱基对		

图 3-16 DNA 双链折叠盘绕成染色体的示意图

第三节 RNA 的分子结构

多数生物遗传信息的载体是 DNA，少数病毒的遗传物质是 RNA。遗传信息通过指导合成蛋白质而发挥作用，但 DNA 并不直接指导蛋白质合成，而是先转录合成 RNA。RNA 在核糖体上作为蛋白质合成的模板，决定肽链的氨基酸排列顺序。

除了少数病毒 RNA 之外，所有生物的 RNA 都是线性单链结构，有时可自身回折形成局部双链、茎环或发夹等二级结构，进一步折叠形成三级结构。RNA 不存在普遍性的二级结构，RNA 可以通过链内互补构成局部双螺旋，碱基配对原则是 A 对 U、G 对 C，但 RNA 碱基配对不像 DNA 那么严格，在 RNA 中存在较多的 G-U 配对，这种配对只在 RNA 中存在，在 DNA 指导 RNA 合成过程中并不起作用。如果互补双链内部存在非互补碱基，会形成鼓泡、环等结构。

一、信使 RNA

信使 RNA（messenger RNA，mRNA）种类多、含量少、寿命短，占细胞中 RNA 总量的 2% ～ 5%。不同的 mRNA 编码不同的蛋白质，半衰期不同，一般为几分钟或几个小时，指导合成不同的蛋白质后即被降解。

大多数真核生物的 mRNA 在 5'- 端有 7- 甲基鸟嘌呤 – 三磷酸核苷（$m^7GpppNmp$）的"帽子结构"（图 3-17）。5'- 端帽子结构由鸟苷酸转移酶加到新合成的 mRNA 的 5'-末端，S- 腺苷甲硫氨酸提供甲基连接在鸟嘌呤的 N-7 上。与帽子结构的鸟苷酸邻接的前两个核苷酸戊糖的 C-2' 也常被甲基化修饰，因此 mRNA 有多种帽子结构。5'- 末端的帽子结构可以保护 mRNA 免受核酸酶的降解，也是翻译起始因子识别、结合的位点。

mRNA 的 3′- 端有一段多聚腺苷酸（PolyA 或多聚 A），含 80 ～ 250 个腺苷酸，称为"聚腺苷酸尾"，由 PolyA 转移酶催化形成。PolyA 引导 mRNA 由细胞核向细胞质转运、增加 mRNA 稳定性及翻译起始的调控。

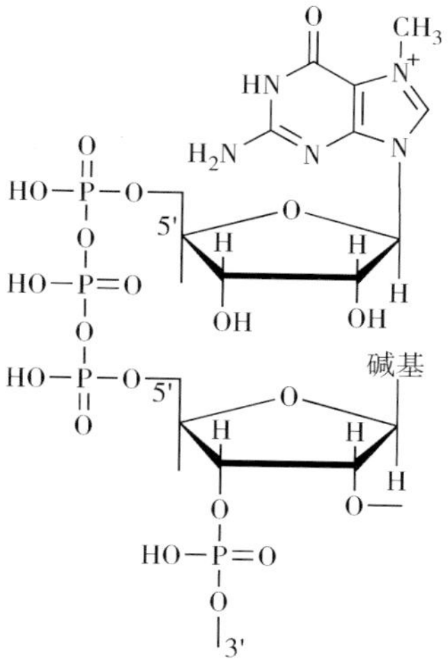

图 3-17　mRNA5′- 端帽子结构

二、转运 RNA

在翻译过程中，转运 RNA（transfer RNA，tRNA）作为氨基酸载体，选择性地结合特定的活化氨基酸，识别并结合相应的密码子，把遗传信息转化为氨基酸序列。tRNA 占细胞中总 RNA 的 15%。

不论是原核生物还是真核生物，其 tRNA 的结构都具有以下共同特点。

（一）tRNA 一级结构

1. 组成 tRNA 的核苷酸通常有 73 ～ 95 个，多数是 76 个，分子量为 24000 ～ 31000。线粒体 tRNA 小一些。

2. tRNA 分子中有 7 ～ 15 个稀有碱基，占其碱基总数的 10% ～ 20%，大多分布在分子的非配对区。

3. 3′- 端为 -CCA-OH 序列，是氨基酸结合位点。5′- 末端大多数为鸟苷酸。

（二）tRNA 二级结构

tRNA 二级结构呈三叶草形（图 3-18），包含四臂四环结构：氨基酸臂（amino acid arm）、反密码子臂（anticodon arm）及反密码子环、TΨC 臂（TΨC arm）及 TΨC 环、DHU 臂（DHU arm）及 DHU 环、额外环。氨基酸臂由 7 个碱基对组成，可以结合氨基酸。反密码子臂和 TΨC 臂各由 5 个碱基对组成。反密码子环和 TΨC 环各由 7 个核苷酸形成，反密码子环中第 3、4、5 号 3 个核苷酸组成反密码子，这些在各种 tRNA 中保持不变。大的 tRNA 还有第 5 臂，称为额外臂。各种 tRNA 分子在长度上的变化，主要发生在 DHU 环、DHU 臂及额外臂的核苷酸数目上。

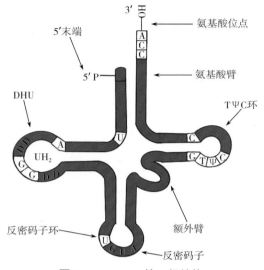

图 3-18　tRNA 的二级结构

（三）tRNA 三级结构

X 线衍射分析结果发现 tRNA 三级结构呈倒 "L" 型。氨基酸臂和反密码子臂分别位于倒 "L" 的两端，TΨC 臂和 DHU 环虽在三叶草结构中位于两侧，但在三级结构中相邻氨基酸臂和 TψC 臂组成一个双螺旋，DHU 臂和反密码子臂形成另一个近似连续的双螺旋，这两种螺旋构成了倒 "L" 的形状。"L" 的一端为 3′- 端 –CCA–OH，另一端是反密码子环。TψC 环和 DHU 环形成 "L" 的拐角（图 3-19）。

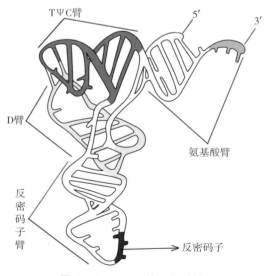

图 3-19　tRNA 的三级结构

在翻译过程中，tRNA 的结构有利于把特定的活化氨基酸带入核糖体，并通过密码子与反密码子之间的相互作用把氨基酸带到核糖体相应位置合成肽链。

三、核糖体 RNA

核糖体 RNA（ribosomeRNA，rRNA）是细胞内含量最多的 RNA，占 RNA 总量的 80% ~ 85%。rRNA 与蛋白质构成核糖体，核糖体是蛋白质合成的场所。核糖体由大、小亚基组成。核糖体及其组分的大小常用沉降系数表示。原核生物有 3 种 rRNA，沉降系数分别为 5S、16S、23S。核糖体小亚基含 16S rRNA，大亚基含 5S 及 23S rRNA。真核生物有 4 种 rRNA，沉降系数分别为 5S、5.8S、18S、28S。核糖体小亚基含 18S rRNA，大亚基含 5S、5.8S 和 28S 3 种 rRNA（表 3-1）。

表 3-1　核糖体的组成

项目	核糖体沉降系数（S）	亚基种类	亚基沉降系数（S）	rRNA 种类	核糖体蛋白种类（个）
原核生物	70	大亚基	50	5S、23S	34
		小亚基	30	16S	21
真核生物	80	大亚基	60	5S、5.8S、28S	49
		小亚基	40	18S	33

四、非编码 RNA

细胞内有一些大小不超过 300 个核苷酸的，能转录但不编码蛋白质且具有特定功能的 RNA 小分子，称为非编码 RNA（non-coding RNA,ncRNA）或非信使小 RNA（small non-messenger RNA，snmRNA），包括核内小 RNA（small nuclear RNA，snRNA）、核仁小 RNA（small nucleolar RNA，snoRNA）、细胞质小 RNA（small cytoplasmic RNA，scRNA）、小片段干扰 RNA（small interfering RNA，siRNA）、催化性小 RNA（small catalytic RNA）或微小 RNA（microRNA，miRNA）等。研究发现，snmRNA 几乎涉及细胞各种生理过程，如参与生长发育的调控，对染色体结构、mRNA 的稳定性与翻译的影响，参与 RNA 加工和修饰及适应环境变化等。

第四节　核酸的理化性质

核酸是生物大分子，具有和蛋白质类似的大分子特性，包括黏度、胶体特性、沉降系数、变性与复性等。

一、核酸的溶解度与黏度

核酸为白色固体，微溶于水，不溶于乙醇、乙醚和氯仿等一般有机溶剂。在分离核酸时，常用乙醇沉淀 DNA 或 RNA。

二、核酸的两性解离

核酸含大量磷酸基团，带负电荷，具有较强酸性。核酸常与带正电的金属阳离子、组蛋白、精胺和亚精胺等带正电荷的物质结合，降低分子内能，使其更加稳定。

核酸是两性电解质，解离状态随溶液的 pH 值而改变。

三、核酸的紫外吸收

由于核酸分子所含的碱基中都有共轭双键，在 240～290nm 紫外波长有明显的吸收峰。在中性条件下，DNA 钠盐的最大吸收峰在 260nm（图 3-20），以 A_{260} 表示。可用紫外分光光度法对核酸进行定量或定性的分析。因蛋白质的最大吸收在 280nm 处，可用紫外分光光度计分别测样品在 260nm 与 280nm 处的吸光度值，用 A_{260}/A_{280} 的比值分析判断样品的纯度，纯 DNA 的 A_{260}/A_{280} 应为 1.8，纯 RNA 应为 2.0。

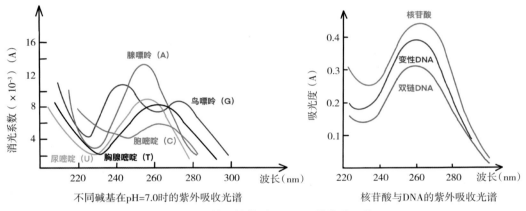

图 3-20　碱基、核苷酸和 DNA 的紫外吸收

四、核酸的大分子性质

核酸是生物大分子，具有大分子的一般特性。核酸的分子大小除了用分子量表示以外，还常用碱基数（适用于单链核酸）、碱基对数（适用于双链核酸）及沉降系数表示。如前述原核生物有 3 种 rRNA，沉降系数分别为 5S、16S、23S。真核生物有 4 种 rRNA，沉降系数分别为 5S、5.8S、18S、28S。

五、变性与复性

（一）变性

核酸变性（denaturation）是指在加热、强酸、强碱或有机溶剂等理化因素作用下，核酸的互补碱基间氢键断裂，有序的双螺旋构象变为无规则的单链，生物活性部分或全部丧失，但不涉及核苷酸之间磷酸二酯键的断裂。因此，变性核酸只是理化性质发生变化，如黏度降低、沉降速度加快、紫外吸收增强等。

变性 DNA 紫外吸收明显增加的现象，称为增色效应（hyperchromic effect）。单链 DNA 的紫外吸收比双链 DNA 高 40%。DNA 解链达到一半时的温度，称为 DNA 的变性温度（melting temperature，Tm）、熔点或熔解温度，一般为 70 ～ 85℃（图 3-21）。Tm 值与 DNA 的碱基组成、分子大小、溶液的 pH 值和离子强度等有关。DNA 分子中 GC 含量越高，解链温度就越高，可以通过测定解链温度来分析 DNA 的碱基组成，计算公式为（G+C）%=（Tm-69.3）×2.44%。

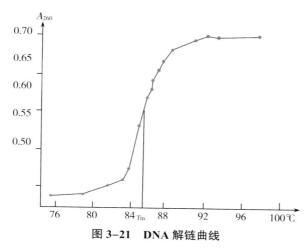

图 3-21　DNA 解链曲线

（二）复性

缓慢降低温度或恢复生理条件，DNA 自发互补结合，重新形成原来的双螺旋结构，称为复性，也称退火（annealing）。若变性不彻底，两条链没有完全分开，则复性过程很快。DNA 复性速度与片段大小和浓度有关，DNA 的片段越大复性越慢，变性 DNA 的浓度越大复性越快。

DNA 变性会出现增色效应；反之，复性时变性 DNA 恢复成天然构象，其紫外吸收又降低的现象称为减色效应（hypochromic effect）。因此，可以通过检测紫外吸收的变化来研究 DNA 变性与复性。

（三）核酸分子杂交

具有互补序列的不同来源的核酸混合后，通过变性与复性处理而形成 DNA-DNA 异源双链，或 DNA-RNA 杂合双链的过程称为核酸分子杂交（molecular hybridization）。在定性或定量分析时，通常用同位素或非同位素标记寡核苷酸，使之成为探针，与另一种核酸进行杂交。核酸分子杂交具有较好的灵敏度和特异性，因而被广泛地应用于酶切图谱制作、目的基因筛选、疾病诊断和法医鉴定等方面。

第四章　DNA 的生物合成

1958 年，Francis Crick 提出了分子生物学的中心法则（central dogma of molecular biology），中心法则认为 DNA 携带的遗传信息既可以通过基因组 DNA 的复制从亲代细胞传递给子代细胞，又可以通过转录（transcription）传递给 RNA，然后通过翻译（translation）指导蛋白质合成。1962 年，Howard Temin 提出 RNA 病毒中存在逆转录现象，1970 年和 David Baltimore 分别发现逆转录酶，对中心法则（图 4-1）进行了补充。

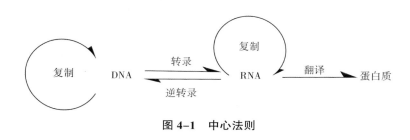

图 4-1　中心法则

第一节　复制的基本特征

一、半保留复制

半保留复制是 DNA 复制最重要的特征。复制时，亲代 DNA 双链解开变成两条单链，每条链均可为模板遵照碱基互补配对原则指导合成新的互补链，复制产生的子代 DNA 拥有与亲代 DNA 完全相同的碱基序列。在子代双链 DNA 分子中，一条链是亲代 DNA 保留下来的，另一条链是新合成的，这种复制方式称为半保留复制（semiconservative replication）。

DNA 半保留复制的设想，在 1953 年 James Watson 和 Francis Crick 提出 DNA 双螺旋结构模型时就已提出。1958 年，M.Meselson 和 F.Stahl 利用同位素标记和密度梯度离心实验在大肠杆菌（E. coli）中首次证实半保留复制的方式。将大肠杆菌置于以重氮（^{15}N）标记的 $^{15}NH_4Cl$ 为氮源的培养基中培养 15 代（每代 20 ～ 30 分钟），使 DNA 全部被 ^{15}N 标记，得到 ^{15}N-DNA。由于 ^{15}N-DNA 的密度较普通 ^{14}N-DNA 大，经过密度梯度离心后 ^{15}N-DNA 下沉，显示为重密度区带。再将这些含 ^{15}N-DNA 的 E.coli 转到含 $^{14}NH_4Cl$ 的培养基（轻培养基）中继续培养，培养一代后，大肠杆菌形成了一条链为 ^{15}N 标记，另一条链为 ^{14}N 标记的杂合 DNA 分子，离心后出现位置介于 ^{15}N-DNA 与

^{14}N–DNA 间的一条中密度区带。培养两代后离心，出现中密度和轻密度两条区带（图 4-2）。随着 *E.coli* 在含 ^{14}NH$_4$Cl 培养基中培养代数的增加，中密度带保持不变，低密度区带逐渐加宽，研究结果完全支持 DNA 半保留复制的假说。

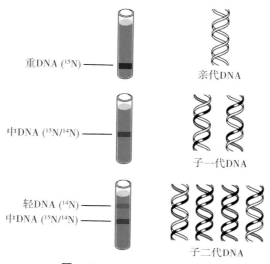

重DNA（^{15}N）　　　　亲代DNA

中DNA（^{15}N/^{14}N）　　　子一代DNA

轻DNA（^{14}N）
中DNA（^{15}N/^{14}N）　　　子二代DNA

图 4-2　Meselson–Stahl 实验

二、双向复制

DNA 复制从 DNA 分子的特定部位开始，此特定部位称为复制起始点（origin of replication，ori）。DNA 复制时，在复制起始点亲代分子打开双链，随后以两股单链为模板复制生成两个子代 DNA 双链分子，复制起始点呈现一叉形（或丫形）结构，称为复制叉（replication fork）（图 4-3）。

DNA 分子上相邻两个复制起始点间的核苷酸序列，称为一个复制子（replicon），是完成 DNA 复制的独立功能单位。

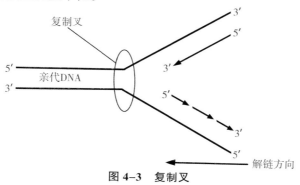

图 4-3　复制叉

复制进行中，复制叉向前移动。复制叉的移动有几种不同的方向：一是从两个起始点开始，各以相反的单一方向移动解链，形成两个复制叉（图 4-4a），如腺病毒 DNA 的复制；二是从 1 个起始点开始，以同一方向解链，形成 1 个复制叉（图 4-4b），如质粒 ColE I；三是从 1 个起始点开始，沿 2 个相反的方向解链，形成两个复制叉（图 4-4c），这种方式最为常见，也是最重要的，称为双向复制（bidirectional replication），如大肠杆菌（E.coli）基因组 DNA 是环状的，只含一个复制起始点，双向复制是从唯一的 ori 开始形成两个反向移动的复制叉，属于单复制子复制。真核生物 DNA 分子庞大、复杂，每条染色体上存在多个复制起始点，同时进行着多个 DNA 片段的复制，其双向复制是每个起始点产生两个反向延伸的复制叉，在复制完成时，复制叉彼此间相遇并汇合连接。真核生物的双向复制为多复制子复制。

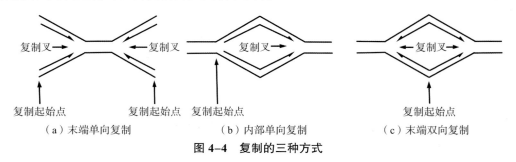

图 4-4 复制的三种方式

三、半不连续复制

DNA 双螺旋两条链的走向是反向平行的，一条链为 5′→3′ 方向，另一条为 3′→5′ 方向。复制时，两条链各自作为模板，指导新的子代 DNA 合成。由于目前已知的 DNA 聚合酶都只能催化核苷酸发生 5′→3′ 聚合反应，因此 DNA 新链的合成只能沿着 5′→3′ 方向进行。3′→5′ 方向的模板链指导生成的子代 DNA，因其合成方向与解链方向即复制叉前进的方向一致，所以连续复制，称为领头链或前导链（leading strand）。而 5′→3′ 方向的模板链指导生成的子代 DNA，因其合成方向与复制叉的前进方向相反，必须等待模板链解开一定长度后，才能按照模板的指导沿着 5′→3′ 方向合成子代 DNA 的一部分，这部分子链合成结束后，又需等待下一段模板解链至足够长度再合成。因此这条链的合成是间断、不连续的，称为随从链或后随链（lagging strand）。后随链在合成过程中生成多条 DNA 小片段。这些小片段是 1968 年日本科学家 Reiji Okazaki 在验证 DNA 复制的不连续性实验中发现的，因此称为冈崎片段（Okazaki fragments）。复制完成后各冈崎片段拼接成一条完整的 DNA 链。由此可见，DNA 复制过程中，前导链合成方向与解链方向一致，连续复制，后随链合成方向与解链方向相反，不连续复制，这样的复制模式称为半不连续复制（semidiscontinuous replication）。

第二节 DNA 复制体系

DNA 复制是在酶的作用下脱氧核苷酸逐一聚合形成 3′,5′-磷酸二酯键的过程。DNA 的复制体系包括：①模板：解开为单链的亲代 DNA。②底物：四种脱氧三磷酸核苷 dNTP（deoxyribnucleotide triphosphate），即 dATP、dGTP、dCTP、dTTP。③引物：

短链 RNA 分子，为 dNTP 依次聚合形成磷酸二酯键提供 3′-OH 末端。④多种酶和蛋白质因子：DNA 聚合酶、拓扑异构酶、解链酶、引物酶和 DNA 连接酶等。

　　DNA 复制过程中 DNA 聚合酶起主要催化作用，此外还有其他多种酶和蛋白质因子共同参与复制过程并发挥着各自不同的功能。

一、DNA 聚合酶

　　DNA 聚合酶全称是依赖 DNA 的 DNA 聚合酶（DNA dependent DNA polymerase，DDDP，DNA Pol），以亲代 DNA 为模板，催化底物 dNTP 分子聚合形成子代 DNA。1957 年，美国科学家 Arthur Kornberg 等在大肠杆菌中发现了 DNA 聚合酶 I，以后陆续在其他原核生物及真核生物中找到了多种 DNA 聚合酶，这些 DNA 聚合酶的共同特征是具有 5′ → 3′ 聚合酶活性和聚合时需要引物。

（一）原核生物 DNA 聚合酶

　　E.coli DNA 聚合酶主要是 DNA 聚合酶 I（DNA polymerase I，Pol I）、DNA 聚合酶 II（DNA polymerase II，Pol II）、DNA 聚合酶 III（DNA polymerase III，Pol III）。DNA Pol I、II、III 在细胞中的分子个数比为 400 : 40 : 20，DNA Pol III 的数目虽少，但活性比 DNA Pol I 大 10 倍以上，每分钟能催化大概 10^5 个核苷酸的聚合，因此 DNA Pol III 在 *E.coli* 中是最主要的聚合酶。DNA Pol I、DNA Pol II 主要在复制错配的校读和损伤修复过程中发挥作用。

　　1. DNA Pol I　DNA Pol I 由一条分子量约为 110kDa 的多肽链组成，具有多种催化功能，是典型的多功能酶。使用枯草杆菌蛋白酶水解 DNA Pol I 时，可获得一个分子量约为 76kDa 的大片段和另一个分子量约为 34kDa 的小片段。大片段通常称为 Klenow 片段（Klenow fragment），具有 5′ → 3′ 聚合酶和 3′ → 5′ 核酸外切酶两种催化活性，是 DNA 合成和分子生物学研究中常用的工具酶。小片段仅具有 5′ → 3′ 核酸外切酶活性。

　　（1）5′ → 3′ 聚合酶活性　在模板 DNA 碱基序列的指导下，DNA Pol I 催化互补的 dNTP 沿着 5′ → 3′ 方向依次聚合（图 4-5）。DNA Pol I 的聚合酶活性只催化中等程度的 DNA 聚合反应，当 DNA 链延长到 20nt 时，DNA Pol I 就脱离模板。研究发现，DNA Pol I 发生基因失活时，细胞活性不会受到严重影响。

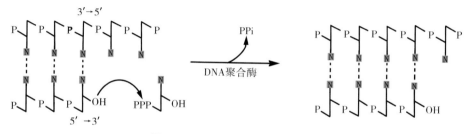

图 4-5　DNA 聚合酶的聚合作用

（2）3′→5′核酸外切酶活性　DNA Pol I 具有沿着 3′→5′ 方向识别并切除新生子代 DNA 链未能与模板 DNA 正确配对的核苷酸的功能。在 DNA 合成过程中，一旦出现错配的核苷酸，聚合反应便会立即终止，在 3′→5′ 核酸外切酶活性作用下将错配的核苷酸切除，将正确的核苷酸聚合上去，DNA 继续合成。DNA Pol I 的 3′→5′ 核酸外切酶活性主要表现为校对功能（proofreading），可以大大提高 DNA 复制的精确性，降低错配率，对于遗传信息稳定性传递和 DNA 高保真性复制具有至关重要的作用（图4-6）。

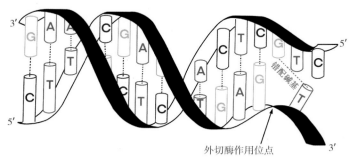

图 4-6　DNA Pol I 的 3′→5′ 外切酶活性

（3）5′→3′核酸外切酶活性　DNA Pol I 具有沿着 5′→3′ 方向水解 DNA 新生链配对的核苷酸，可以切除 DNA 片段 5′- 端的 RNA 引物。在 DNA 复制过程中，新链是在 RNA 引物基础上延伸生成的。当新链延伸到一定长度后，需要将引物切除，切除引物后留下的空隙需要进行填补，主要依赖于 DNA Pol I 的 5′→3′ 外切酶和 5′→3′ 聚合酶活性完成。当 DNA 分子出现损伤时，可利用 DNA Pol I 切除并修复损伤 DNA。

由此可见，DNA Pol I 是多功能酶，除了具有催化 DNA 合成和校对功能外，主要参与切除 RNA 引物、填补空隙和 DNA 损伤修复过程。

2. DNA Pol II　1970 年，德国科学家 Rolf Knippers 等发现了 DNA Pol II。目前，DNA Pol II 具有 5′→3′ 聚合和 3′→5′ 外切酶两种活性，但在体内的功能尚未研究清楚。研究发现，该酶缺陷的大肠杆菌突变株依然能存活，推测可能其是在 DNA Pol I 和 DNA Pol III 缺失的情况下发挥作用的酶。DNA Pol II 对模板的特异性不高，即便是以损伤的 DNA 为模板，也能催化核苷酸进行聚合，因此 DNA Pol II 可能主要参与 DNA 损伤的应急修复。

3. DNA Pol III　DNA Pol III 有全酶和核心酶两种结构形式。DNA Pol III 全酶是由包括 α、ε、θ、τ、β、γ、δ、δ′、χ、ψ 10 种不同亚基组成的不对称的异二聚体。其中 αεθβ$_2$ 三个亚基组成核心酶：α - 亚基具有 5′→3′ DNA 聚合酶活性，能催化磷酸二酯键形成；ε - 亚基拥有 3′→5′ 核酸外切酶活性，可以切除延伸链末端的错配核苷酸，发挥校对功能；θ - 亚基起组装核心酶的作用，并能够加强 ε - 亚基的校对功能。β - 亚基是一个环形的蛋白质，能够稳稳地夹住模板 DNA，使酶能沿着模板滑动，确保 DNA 复制过程中酶的持续合成能力。而 γ、δ、δ′、χ、ψ、τ 6 种亚基则构成了 γ 复合体（γτ$_2$δδ′χψ），促进全酶组装至模板上及增强核心酶活性。

DNA Pol Ⅲ是大肠杆菌 DNA 复制过程中起主要作用的酶，具有高续进性、高聚合活性及高保真性：①高续进性：指 DNA 聚合酶从模板上释放之前加入核苷酸的平均数，DNA poly Ⅲ的续进性超过 500000，而 DNA Pol Ⅰ仅合成 3～200 个核苷酸便与模板分离。②高聚合活性：指 DNA Poly Ⅲ的聚合酶活性远远高于 DNA Pol Ⅰ，每秒钟可催化 1000 个核苷酸发生聚合，而 DNAPol Ⅰ每秒仅能催化 16～20 个核苷酸聚合。③高保真性：指 DNA Pol Ⅲ具有 3′→5′外切酶的校对活性，有校对的功能。

在大肠杆菌 DNA 进行复制时，DNA Pol Ⅲ全酶与引发体（primosome）、解链酶等构成复合体。大肠杆菌 DNA 聚合酶活性及功能见下表（表 4-1）。

表 4-1　大肠杆菌 DNA 聚合酶活性及功能

酶活性及其作用	DNA Pol Ⅰ	DNA Pol Ⅱ	DNA Pol Ⅲ
5′→3′聚合酶活性	+、中等程度	+	+、活性高
5′→3′聚合速度（nt/s）	16～20	40	250～1000
3′→5′核酸外切酶活性	+	+	+
5′→3′核酸外切酶活性	+	-	-
功能	切除引物 填补空隙 校读作用 损伤 DNA 修复	特殊的 DNA 损伤修复 校读作用	主要复制酶 校读作用

（二）真核生物 DNA 聚合酶

真核生物中常见的 DNA 聚合酶主要有 5 种，分别为 α、β、γ、δ、ε。其中 DNA Pol α，DNA Pol δ、DNA Pol ε 和 DNA Pol β 四种酶，均定位于细胞核中。而 DNA Pol γ 存在于线粒体中，主要负责线粒体 DNA 的合成。

DNA Pol α、DNA Pol δ 和 DNA Pol ε 主要参与染色体 DNA 的复制。DNA Pol α 同时具有 DNA 聚合酶和 RNA 聚合酶两种聚合酶活性，催化 DNA 链延伸的长度有限，缺乏 3′→5′外切酶的校对功能，因此它的主要作用是催化 DNA 复制起始阶段 RNA 引物的合成及随从链中冈崎片段的合成。DNA Pol α 类似原核生物中的引物酶。DNA Pol δ 主要催化 DNA 链的延长，具有聚合活性和 3′→5′外切酶活性，类似原核生物的 DNA Pol Ⅲ。DNA Pol δ 功能的发挥需要增殖细胞核抗原（proliferating cell nuclear antigen，PCNA）帮助。PCNA 类似于 DNA Pol Ⅲ中的 β-亚基，能够使 DNA Pol δ 沿着模板 DNA 的合成能力提高 50 倍。PCNA 装配到 DNA Pol δ 需要复制因子 C（replication factor C，RFC）复合体的参与。RFC 复合体似于 DNA Pol Ⅲ中的 γ 复合体。DNA Pol ε 具有聚合酶和 3′→5′外切酶活性，类似原核生物的 DNA Pol Ⅰ，在复制过程中主要起校对作用及填补引物切除后留下的缺口。

DNA Pol β 缺乏 3′→5′外切酶活性，复制的保真度较低，主要以具有缺口的 DNA

分子为模板进行复制。当 DNA 损伤时,其表达水平增加,主要参与 DNA 损伤的应急修复过程。

二、解旋、解链酶类

解旋、解链酶类包括 DNA 拓扑异构酶、解链酶和单链 DNA 结合蛋白,能解开、理顺 DNA 双链,维持 DNA 解链状态。

1. 解链酶 解链酶(helicase)负责将 DNA 解成单链,解链过程消耗 ATP。

2. DNA 拓扑异构酶 通常 DNA 分子的旋转是适度的,盘绕过度称为正超螺旋,盘绕不足为负超螺旋。复制时解链区 DNA 呈松弛状态会导致其他部分过度拧紧成为正超螺旋,需要拓扑异构酶理顺其拓扑构象。

拓扑异构酶(topoisomerase)对 DNA 分子既能水解,又能连接磷酸二酯键。拓扑异构酶 I 可切断 DNA 一股链,使 DNA 解链旋转时不至打结,适当时候再把切口封闭,使 DNA 变为松弛状态。拓扑异构酶 I 的催化反应不需 ATP。拓扑酶异构 II 可切断处于超螺旋状态的双链 DNA 分子,断端通过切口使超螺旋松弛,在利用 ATP 供能的情况下,松弛状态的 DNA 又进入负超螺旋状态,断端再连接起来,使复制中的 DNA 能解缠绕或解连环,达到适度盘绕。复制末期,母链 DNA 与新合成的子链也会互相缠绕,形成打结或连环,也需拓扑异构酶 II 参与使新生链适度盘绕。

3. 单链 DNA 结合蛋白 DNA 复制时,作为模板的 DNA 要始终处于单链状态,而 DNA 分子只要符合碱基配对就有形成双链的倾向,以使分子达到稳定状态,免受胞内广泛存在的核酸酶降解。细胞内的单链 DNA 结合蛋白(single stranded DNA binding protein,SSB)在复制过程中和模板结合,维持模板处于单链状态并保护单链的完整。SSB 不断地与单链 DNA 结合、脱离。

三、引物与引物酶

DNA 聚合酶合成新的 DNA 子链需要引物(primer)。引物大多为 RNA,是由 RNA 聚合酶催化合成,合成 RNA 引物的酶称为引物酶(primase),该酶单独存在时不具备催化活性。在解链酶结合其他复制因子而辨认起始点时,可结合引物酶形成引发体(primosome)结合在模板 DNA 上,在下游解开的单链上催化合成引物 RNA。

四、DNA 连接酶

DNA 连接酶催化 DNA 链的 3′- 羟基与另一条 DNA 链的 5′- 磷酸基之间形成磷酸二酯键。DNA 连接酶的催化作用需要 ATP 提供能量。研究发现,DNA 连接酶不能连接单独存在的两条 DNA 单链,只能作用于碱基互补基础上的双链中的单链缺口或双链 DNA 分子上两股链的缺口。在复制过程中,连接酶主要是将后随链中相邻冈崎片段间的缺口进行连接,从而使后随链形成完整的长链 DNA。此外,在 DNA 修复、重组和剪接中,DNA 连接酶也发挥填补缺口的作用,因此该酶是基因工程的重要工具酶之一。

第三节 DNA 的复制过程

原核生物与真核生物的 DNA 复制过程均可分为复制起始、复制延长和复制终止三个阶段。但真核生物基因组比原核生物基因组结构复杂，复制过程存在一些差异。

一、原核生物 DNA 复制

(一) 复制起始

起始阶段包括辨认复制起始点和 DNA 双螺旋解链以及形成引发体和合成引物等反应。

1. 辨认复制起始点，DNA 双螺旋解链 *oriC* 是 *E.Coli* 染色体 DNA 的复制起始点，大约 245bp，包含 3 段 13bp 的串联重复序列和 4 段 9bp 的反向重复序列，两组核心序列均富含 AT 配对的碱基，由于打开 AT 碱基对比打开 GC 碱基对消耗能量少，因此 *oriC* 的结构有利于 DNA 解链。

复制起始时辨认复制起始点并使模板 DNA 双链解开形成复制叉需要 DnaA、DnaB、DnaC、拓扑酶及 SSB。20 ～ 40 个 DnaA 蛋白识别并结合于 *oriC* 中的反向重复序列（DnaA 的结合位点），形成 DNA–DnaA 蛋白质复合体，由 ATP 提供能量，促进 *oriC* 13bp 串联排列序列局部双螺旋解链。解链酶 DnaB 蛋白在 DnaC 蛋白的帮助下与解链区结合，消耗 ATP 沿着解链方向移动，解开 DNA 双链至一定长度，形成两个复制叉。

2. 形成引发体，合成引物 复制叉形成后，形成包含 DnaA 蛋白、DnaB 蛋白、DnaC 蛋白、引物酶 DnaG 蛋白及 DNA 复制起始区的引发体。引发体在 DNA 链上沿着复制叉方向移动，引物酶以解开的 DNA 单链为模板，沿 5′ → 3′ 方向催化合成短链 RNA 引物。Ⅱ 型拓扑异构酶理顺双链模板 DNA 以消除解链产生的拓扑张力。单链 DNA 结合蛋白（SSB）结合在 DNA 模板单链，稳定单链 DNA。

(二) 复制的延长

延长阶段是指领头链与后随链在 DNA Pol Ⅲ 的催化下，分别以 DNA 的两条链为模板，以 RNA 引物的 3′–OH 末端为起点，在碱基互补配对原则的指导下，四种底物 dNTP 沿着 5′ → 3′ 方向不断合成子链的过程。

DNA 复制多为双向复制（图 4-7），前导链延长方向与复制叉的行进方向一致，连续合成；后随链延长方向与复制叉的行进方向相反，不连续性合成。在同一复制叉上，领头链的合成先于随从链，两者的延长由共同的 DNA Pol Ⅲ 催化，随从链的模板 DNA 在 γ 复合体的协助下，环绕 DNA Pol Ⅲ 形成 180° 回环，使后随链和前导链都处在 DNA Pol Ⅲ 的活性中心上，后随链和前导链在同一方向上合成。当一个冈崎片段的 DNA 链合成到达前一个冈崎片段引物的 5′- 端时，回环解开，随从链的模板及刚合成的冈崎片段从 DNA Pol Ⅲ 上释放出来。由于复制叉继续向前移动，产生新的后随链的模板，再次环绕 DNA Pol Ⅲ 开始合成新的冈崎片段。

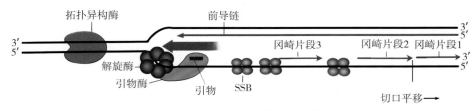

图 4-7　DNA 复制过程示意图

（三）复制的终止

1. 切除 RNA 引物和填补空隙　复制过程中，两条子代 DNA 链在 RNA 引物的基础上不断延伸。前导链连续合成后 5′- 端存在 RNA 引物，后随链不连续合成过程中产生的冈崎片段前方也留下了很多 RNA 引物。这些引物由 DNA Pol Ⅰ 水解，引物切除后留下的空隙（gap）由 DNA Pol Ⅰ 填补。

2. DNA 连接酶封闭缺口　随从链冈崎片段的 RNA 引物切除并填补后，各 DNA 片段间留下的缺口（nick）在 DNA 连接酶的作用下，通过磷酸二酯键连接形成完整的 DNA 长链。

大肠杆菌环状 DNA 从复制起始点（oriC）开始，形成两个复制叉双向复制，汇合于复制终止点。研究发现，大肠杆菌含有特殊碱基序列构成的终止区，可阻止 DnaB 蛋白的解链作用，抑制复制叉的行进，进而终止 DNA 复制（表 4-2）。

表 4-2　参与大肠杆菌 DNA 复制的主要蛋白质和酶及其作用

复制阶段	酶及蛋白的名称	主要作用
起始	拓扑异构酶Ⅱ	松弛超螺旋、理顺打结
	DnaA 蛋白	辨认复制起始点
	解链酶（DnaB 蛋白）	打断氢键，解开双链，活化引物酶
	单链结合蛋白（SSB）	结合并稳定单链模板
	引物酶（DnaG 蛋白）	催化 RNA 引物合成
延长	DNA Pol Ⅲ	主要复制酶，催化前导链和后随链的延长
终止	DNA Pol Ⅰ	切除引物 RNA，填补空隙，校对错配
	DNA 连接酶	连接并封闭切口

二、真核生物 DNA 复制

真核生物基因组较原核生物基因组庞大，结构和功能也更为复杂，因而尽管真核生物与原核生物的复制过程基本相似，但也存在着一些差异。

（一）复制起始

1. 复制起始具有时序性 真核细胞从一次有丝分裂期结束到下一次有丝分裂期结束所经历的全过程称为细胞周期（cell cycle），包括DNA合成前期（G_1期）、DNA合成期（S期）、DNA合成后期（G_2期）和分裂期（M期）四个时相。细胞周期蛋白（cyclin）和细胞周期蛋白依赖激酶（CDK）对细胞周期进入S期精确调节。真核细胞DNA一次复制开始后到结束前不会再进行复制。

2. 存在多个复制起始点，复制起始点较短 真核生物基因组DNA庞大，存在多个复制起始点，如酵母 S.cerevisiae 的17号染色体大约有400个起始点，每个复制起始点控制着一个复制子的合成，复制过程中会形成多个复制叉。多个复制子的启动激活是以分组方式进行，因而具有一定的时序性。

真核生物的复制起始点结构上比原核生物要短，酵母细胞的复制起始点为11bp长的富含AT的核心序列。此外还需克服核小体和染色体结构对DNA复制的障碍。

3. 参与复制起始的酶和蛋白质因子 真核细胞DNA的复制起始由具有引物酶活性的DNA聚合酶 α（DNA Pol α）、具有解链酶活性的DNA聚合酶 δ（DNA Pol δ）、拓扑酶和复制因子C（RFC）的协助。与 E.coli 一样，真核生物的复制起始也是打开复制叉，形成引发体和合成RNA引物，完成起始过程。PCNA在复制起始和延长过程中均发挥关键作用。PCNA可形成闭合环形、可滑动的DNA夹子，在RFC帮助下，PCNA能够结合于引物 - 模板链处，并使DNA Pol δ 获得持续的合成能力。

4. 引物 真核生物DNA复制的引物较原核生物短，长度仅约为10nt，引物可以是RNA，也可以是DNA。

（二）复制的延长

1. 参与复制延长的酶和蛋白质因子 真核生物DNA复制延长过程主要由DNA-Pol α 及 DNAPol δ 的配合完成。DNAPol δ 催化DNA链延长的能力及对模板的亲和力强于DNA-Pol α 。具有引物酶活性的Pol α 在RFC的协助下先在DNA模板上合成RNA引物和紧随其后的长为20～30bp的DNA链，然后由结合在引物模板上的PCNA释放 Pol α ，换成 Pol δ 结合到子链的3'-末端，与PCNA结合，继续合成前导链。随从链的引物也是由 Pol α 催化合成，在PCNA的协同下，Pol δ 替换 Pol α 后，合成冈崎片段至前一个冈崎片段后脱落，继续再由 Pol α 引发下一段冈崎片段的引物合成。在随从链合成过程中，Pol α 和 Pol δ 不断发生转换，PCNA反复发挥作用。

真核生物基因组比原核生物大，DNA-Pol的催化速率比原核生物（1700nt/s）慢约50nt/s，但真核生物是多个复制子进行复制。

2. 冈崎片段较短 与原核生物冈崎片段长为1000～2000bp，真核生物随从链中的冈崎片段长度比较短，大约只是一个核小体所包含的DNA（200bp），因此引物合成的频率高。

3. 复制过程中核小体的组装 真核生物在DNA复制时，合成大量的组蛋白，与细胞中原有组蛋白均可组装至 DNA 新生链上，用于满足核小体的重新装配，具体机制目前尚未完全阐明。

（三）复制终止和端粒

1. 端粒（telomere） 真核生物染色体 DNA 是线性分子，在 DNA 复制时，随从链中各冈崎片段的引物去除后留下的空隙，由 DNA 聚合酶填补。但在线性 DNA 的末端，无论是前导链还是后随链去除引物后留下的空隙均无法填补，导致新合成子链比模板链缩短相当于引物长度的一段核苷酸序列，因而 DNA 分子在不断复制的过程中会变得越来越短，甚至导致遗传信息丢失。实际上真核生物线性染色体的末端存在着端粒结构，会防止在复制过程中染色体 DNA 缩短，对维持染色体结构的稳定性具有重要意义。

端粒是染色体末端的粒状膨大，由多次重复的富含 T、G 碱基的短序列构成，这种特殊结构是由端粒酶催化合成的。

2. 端粒酶（telomerase） 1985 年，Blackburn 等在四膜虫中发现并纯化了由 RNA 和蛋白质组成的核糖核酸蛋白酶，能以自身 RNA 为模板，通过 DNA 聚合酶活性以爬行模式在染色体末端添加重复顺序 TTTTGGGG。延长后的单链折成双链形成反折式二级结构，使端粒膨大成粒状（图 4-8）。端粒酶实质是以自身 RNA 为模板的特殊的逆转录酶，避免 DNA 复制造成的染色体缩短，防止遗传信息丢失。哺乳类动物端粒重复顺序均为 TTAGGG，其端粒酶中的 RNA 均有 CCCUAA，两者是互补的。端粒酶在染色体末端不断添加 TTAGGG，重复次数可达数十次甚至上百次。

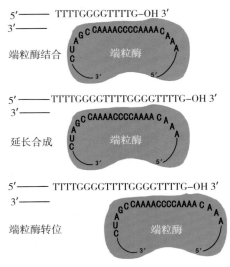

图 4-8 端粒酶合成端粒的爬行模式

研究发现，体细胞的端粒长度短于生殖细胞和胚胎细胞，随着分裂次数的增加，端粒是逐渐缩短的，可能与正常体细胞存在端粒酶抑制机制、端粒酶活性较低有关。当端粒缩短危及染色体贮存遗传信息的序列时，即启动凋亡程序使细胞凋亡。可见端粒长度、端粒酶活性与细胞衰老有关，生殖细胞端粒酶活性较高。肿瘤细胞的端粒比正常细胞缩短、缺失，但肿瘤细胞端粒酶抑制机制缺失，端粒酶活性较高，会不断重构端粒使细胞无限分裂下去，具体机制尚未明确。

第四节　DNA 损伤与修复

DNA 复制的高保真性使物种保持遗传信息稳定性。但这种保守性是相对的，遗传物质结构改变而引起遗传信息的改变，称为突变（mutation）。从分子水平来看，突变就是 DNA 分子上碱基的改变。突变分为自发突变（spontaneous mutation）和人工诱变（induced mutation）。自发突变是生物进化和多样性形成的前提。从突变效果看，突变还可致病甚至致死。在复制过程中发生的 DNA 突变称为 DNA 损伤（DNA damage）。

一、DNA 损伤的因素

（一）自发因素

溶剂分子的随机碰撞可导致腺嘌呤或鸟嘌呤与脱氧核糖之间的 N- 糖苷键断裂，使腺嘌呤或鸟嘌呤脱落。人体每天每个细胞中大概脱落 5000 个嘌呤碱，有 100 个胞嘧啶自发脱氨基生成尿嘧啶。

（二）物理因素

紫外线和电离辐射可引起突变。紫外线可引起 DNA 链上相邻胸腺嘧啶发生共价交联产生嘧啶二聚体，影响 DNA 双螺旋结构，使复制及转录均受阻碍（图 4-9）。

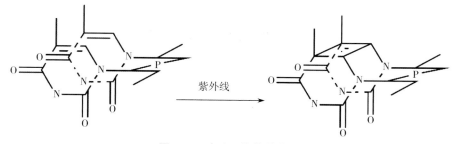

图 4-9　嘧啶二聚体的合成

电离辐射可导致 DNA 分子的多种结构变化，包括碱基的丢失、单链的断裂、双链的断裂、分子间的交联等。

（三）化学因素

通常都是一些诱发突变的化学物质或致癌剂。

1. 烷化剂　可引起 DNA 分子发生碱基烷基化、碱基脱落、断链、交联等多种类型的损伤。

2. 碱基类似物　抗癌药物如 5- 溴尿嘧啶（5-BU）、5- 氟尿嘧啶（5-FU）、2- 氨基腺嘌呤（2-AP）等，结构与正常碱基相似，进入细胞替代正常碱基干扰 DNA 复制合成，如 5-BU 是胸腺嘧啶的类似物，酮式结构与 A 配对，烯醇式结构与 G 配对。由于5-BU 常以烯醇式异构体存在，因而更易与鸟嘌呤配对，使正常的 A-T 转换为 G-C。2- 氨基腺嘌呤是腺嘌呤的类似物，可与 C 配对，使 A-T 突变为 G-C。

3. 其他　亚硝酸盐能使胞嘧啶脱氨变成尿嘧啶；黄曲霉素 B 专一攻击 DNA 上的碱基导致序列的变化。

（四）生物学因素

生物因素包括 RNA 病毒、可整合到人基因组上的 DNA 病毒（乙肝病毒）等。

二、突变的类型

（一）点突变

点突变（point mutation）又称错配（mismatch），是指 DNA 分子上一个碱基的变异，有转换和颠换两种类型：转换（transition）指两种嘌呤或嘧啶之间的变异；颠换（transversion）指嘌呤变成嘧啶或嘧啶变成嘌呤。点突变发生的位置不同，引起的后果也不相同。如位于基因的编码区域，可引起三联体密码子的改变，导致编码蛋白质的氨基酸序列的改变，从而引起疾病。如镰刀状红细胞贫血患者的 Hb（HbS）与正常成人Hb（HbA）比较，β 链上第 6 位氨基酸变异，而基因的变化仅为编码第 6 位氨基酸的密码子的点突变 T → A，使原来谷氨酸密码子 GAA（或 GAG）中第二碱基 A → U，变为缬氨酸的密码子 GUA（或 GUG）（图 4-10）。

健康人DNA	CAA	GTA	AAT	TGT	GGG	CTT	CTT	TTT
HbA mRNA	GUU	CAU	UUA	ACA	CCC	GAA	GAA	AAA
肽链	缬	组	亮	苏	脯	谷	谷	赖

患者DNA	CAA	GTA	AAT	TGT	GGG	CAT	CTT	TTT
HbS mRNA	GUU	CAU	UUA	ACA	CCC	GUA	GAA	AAA
肽链	缬	组	亮	苏	脯	缬	谷	赖

图 4-10　镰刀状红细胞贫血的点突变

（二）缺失、插入和框移突变

核苷酸的缺失和插入都可导致框移突变。框移突变（frameshift mutation）指的是三联体密码的阅读框架改变，导致整个蛋白质的氨基酸排列顺序改变。3n 个核苷酸的插入和缺失不会引起其后面阅读框架的改变。

（三）重排

DNA 分子内发生较大片段的交换称为重排（rearrangement）。血红蛋白 β 链和 δ

链的重排引起地中海贫血（图 4-11）。

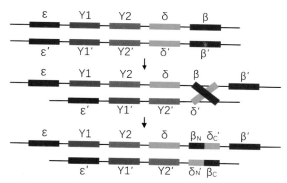

图 4-11　基因重排引起的两种地中海贫血基因型

三、DNA 的损伤修复

DNA 损伤修复（repairing of DNA damages）是针对已发生的 DNA 损伤进行的补救机制。有些修复措施可使 DNA 结构完全恢复正常，重新执行原来的功能；但有的修复机制并不能完全修复 DNA 损伤，只是使细胞能够耐受损伤而继续生存。DNA 主要修复机制包括错配修复、光修复、切除修复、重组修复和 SOS 修复等。

（一）直接修复

光修复（light repairing）是直接修复（direct repair）的一种。可见光（400～700nm）激活光修复酶（photoreactivating enzyme）使嘧啶二聚体恢复到原来的非聚合状态，DNA 完全恢复正常。光修复酶在生物界分布广，从低等单细胞生物到鸟类都有，但哺乳类动物细胞缺乏此酶。

（二）切除修复

切除修复（excisim repair）是指切除 DNA 分子中的损伤部分，同时以另一条完整的 DNA 链为模板，修补切除部分留下的空缺，使 DNA 结构恢复正常的过程（图 4-12）。切除修复是细胞内最重要且最有效的一种修复机制。

DNA 损伤程度不同，切除修复的方式也有所差异。当 DNA 损伤为单个碱基突变时，在 DNA 糖苷酶、无碱基核苷酸（AP）核酸内切酶等的参与下，通过碱基切除修复方式对损伤进行修复。而当 DNA 损伤引起 DNA 双螺旋结构发生较大片段变异时，则通过核苷酸切除修复方式修复。修复后，单个碱基或大片段切除产生的缺口由 DNA 聚合酶 I 填补，最后由 DNA 连接酶连接。

人类着色性干皮病的发生就是由于患者体内缺乏切除紫外线照射引起的 DNA 损伤的核酸内切酶，当皮肤受到紫外线照射后，损伤的 DNA 不能被修复。这类患者身体上任何暴露于阳光下的皮肤都会出现色斑、损伤，并极易患皮肤癌。

（三）重组修复

重组修复（recombinational repair）是指 DNA 复制后，子代 DNA 在损伤的对应部位因无模板出现空隙，可通过分子间重组，利用重组蛋白 RecA 的核酸酶活性从另一条完整的母链上将 DNA 片段转移到子代 DNA 的空隙处；而母链留下的空隙，在 DNA 聚合酶 I 和 DNA 连接酶的作用下进行填补，使母链结构完全复原。重组修复填补了子代 DNA 损伤的空隙，但 DNA 链的损伤并未被去除。随着 DNA 复制代数的增加，损伤链所占比例越来越低，损伤链在复制过程中被"稀释"掉（图 4-13）。

与切除修复发生在 DNA 复制之前不同，重组修复多发生在 DNA 复制跨过损伤区或损伤 DNA 片段较长时，此时由于 DNA 还来不及修复完善就已经开始了复制，因此重组修复又称为复制后修复。

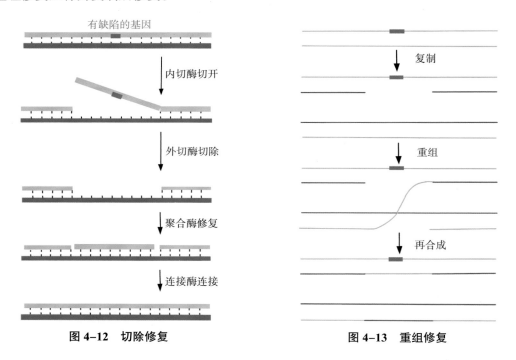

图 4-12　切除修复　　　　　　　　　　图 4-13　重组修复

（四）SOS 修复

SOS 修复（SOS repair）是当 DNA 发生广泛损伤难以继续复制时，诱发出的一种应急修复方式。这时各种与修复有关的基因，组成网络式调控系统。这种修复特异性低，对碱基的识别、选择能力差，修复后复制能继续，但 DNA 保留的错误较多，会引起较广泛、长期的突变。

第五节　逆转录

逆转录（reverse transcription）是 RNA 指导下的 DNA 合成过程。催化此反应的酶为逆转录酶（reverse transcriptase）。

（一）逆转录酶

1970 年 Temin 和 Baltimore 分别在 Rous 肉瘤病毒和鼠白血病病毒中发现了逆转录酶，该成果使两位科学家获得了 1975 年的诺贝尔生理学或医学奖。

逆转录酶又称依赖 RNA 的 DNA 聚合酶，由逆转录病毒基因组编码的多功能酶，兼具 3 种催化活性：① RNA 指导的 DNA 聚合酶活性：可利用病毒 RNA 作为模板合成一条与模板互补的 DNA 单链，形成 RNA–DNA 杂交分子。②核糖核酸酶活性（RNase H）：可专一水解 RNA–DNA 杂交分子中的 RNA。③ DNA 指导的 DNA 聚合酶活性：以留下的单链 DNA 作为模板，合成互补 DNA 链，形成双链 DNA 分子。

（二）逆转录过程

逆转录酶是逆转录病毒基因组的表达产物。逆转录病毒的基因组是 RNA，可以通过逆转录过程指导合成 DNA。逆转录病毒体内的 DNA 合成过程，分为以下三个步骤。

1. 以病毒基因组 RNA 为模板，利用 RNA 指导的 DNA 聚合酶活性催化 dNTP 聚合生成 cDNA 单链，即生成 RNA–DNA 杂化双链。该反应过程需要引物提供 3′–OH 合成 cDNA，逆转录病毒中常见引物为其自身携带的 tRNA。

2. RNase H 特异水解去除 RNA–DNA 杂化双链中的 RNA，留下游离的单链 cDNA。同时产生一个 RNA 片段，作为第二链 cDNA 合成的引物。

3. 以 cDNA 第一链为模板，在 DNA 指导的 DNA 聚合酶活性的作用下，沿 5′ → 3′ 方向催化合成另一条 cDNA，形成双链 cDNA 分子，完成 RNA 指导的 DNA 合成过程。

与 DNA 聚合酶不同，逆转录酶没有 3′ → 5′ 核酸外切酶活性，因此缺乏校对功能。在逆转录过程中，每添加 20000 个核苷酸残基就会有一个错误出现，错配率较高。

（三）逆转录的意义

逆转录酶和逆转录是对中心法则的发展和补充，是分子生物学领域的重大发现，这一发现表明至少某些生物遗传信息载体是 RNA，RNA 也像 DNA 一样具有遗传信息的传递与表达功能。

对逆转录现象的深入研究有利于探索逆转录病毒致癌的机制，如人类免疫缺陷病毒（human immunodeficiency virus，HIV）就是逆转录病毒，是获得性免疫缺陷综合征（acquired immune deficiency syndrome，AIDS）的病原体。HIV 的致病机制研究也为 AIDS 治疗药物的开发提供依据。

逆转录酶的发现对于重组 DNA 技术起到了很大的推动作用。目前已成为基因工程中重要的工具酶，可以用于 cDNA 文库的构建等（图 4-14）。

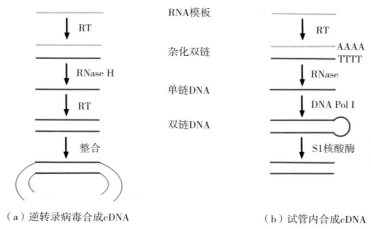

（a）逆转录病毒合成cDNA   （b）试管内合成cDNA

图 4-14　逆转录酶催化合成 cDNA

第五章　RNA 的生物合成

RNA 生物合成包括转录和复制。转录（transcription）是指在 RNA 聚合酶催化下，以 DNA 为模板，按碱基互补配对原则合成 RNA 的过程。通过转录可将 DNA 携带的遗传信息传递给 RNA。转录生成的 RNA 产物需经过剪接、修饰等加工过程才能成为成熟的 RNA 分子，包括 mRNA、rRNA 和 tRNA 及具有特殊功能的小 RNA。RNA 复制是指以 RNA 为模板，在 RNA 复制酶（RNA replicase）的作用下合成 RNA 的过程。

第一节　概　述

为保留物种的全部遗传信息，基因组 DNA 全部需要复制。而人体基因不到 3.5 万个，不同的组织细胞、生存环境、发育阶段，都会有某些基因被转录，某些基因不被转录。在某些细胞中，全套基因组中只有少数基因发生转录。可见，转录是有选择性的，并且是区段性的，同一组织细胞同一时期只是部分（DNA 区段）进行转录，能够转录生成 RNA 的 DNA 区段称为结构基因（structure gene）。双链结构基因中作为模板被转录的那股 DNA 链称为模板链（template strand），与其互补的另一股不被转录的 DNA 链称为编码链（coding strand）。模板链并非总是在同一股单链上，即在某一结构基因，DNA 分子中的一股链是模板链，而在另一结构基因又以其对应链作为模板链，转录的这一特征称为不对称转录（asymmetric transcription）（图 5-1）。RNA 聚合酶阅读模板链的方向是 $3' \rightarrow 5'$，合成 RNA 的方向是 $5' \rightarrow 3'$。

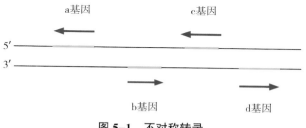

图 5-1　不对称转录

编码链核苷酸序列与模板链转录出来的 RNA 序列一致，只是以 U 代替了 T。为避免繁琐，一般在书写时只写出编码链。通常将编码链上转录起始点核苷酸编号为 +1；转录方向为下游，核苷酸依次编为 +2、+3……，相反方向为上游，核苷酸依次编为 -1、-2……。真核生物转录产物都是 RNA 前体，必须加工为成熟 RNA 后才具有活性。而原核细胞转录生成的 mRNA 具有活性，转录和翻译同时进行，不需要加工和运输，边转录边翻译。原核细胞的 tRNA、rRNA 转录产物也是无生物活性的前体，需经过加工修饰后才有活性。

第二节　RNA 聚合酶

转录由依赖 DNA 的 RNA 聚合酶（DNA–dependent RNA polymerase）催化进行。该酶以 DNA 为模板，以 4 种 NTP 为底物，需要 Mg^{2+} 或 Mn^{2+} 参与，广泛存在于原核生物和真核生物中。

一、RNA 聚合酶的特点

RNA 聚合酶合成 RNA 不需要引物。原核生物 RNA 聚合酶可直接识别并结合转录起始位点，真核生物 RNA 聚合酶需要在转录因子的帮助下，识别并结合起始位点。以一股 DNA 链为模板。在转录过程中，RNA 聚合酶可促使 DNA 分子双螺旋解开大约 17bp，局部形成两条单股 DNA。根据碱基互补原则即 A–U、T–A、G–C、C–G，按模板的碱基顺序，严格挑选出正确的底物（NTP）以 3′,5′– 磷酸二酯键相连。RNA 合成方向为 5′ → 3′，合成是连续进行的。RNA 聚合酶可识别 DNA 分子中的转录终止信号，使转录在终止信号处终止。RNA 聚合酶只有聚合活性，无 3′ → 5′ 核酸外切酶活性，无校对功能，因此转录的错误率比复制高，可达十万分之一。RNA 聚合酶可与激活蛋白、阻遏蛋白相互作用，调节基因表达。

二、原核生物 RNA 聚合酶

原核生物只有一种 RNA 聚合酶，目前研究得比较清楚的是大肠杆菌 RNA 聚合酶，该酶是由五种亚基组成的六聚体（$\alpha_2\beta\beta'\omega\sigma$），分子量为 500kDa。$\alpha_2\beta\beta'\omega$ 称为核心酶（core enzyme），σ 因子与核心酶结合后称为全酶（holoenzyme）。

在转录过程中，RNA 聚合酶 σ 亚基识别 DNA 模板上的启动子（promoters），σ 因子单独存在时不能与 DNA 模板结合，只有与核心酶结合成全酶后，才可与启动子结合。在原核生物的 RNA 聚合酶中已经发现多种 σ 亚基，最常见的是 $\sigma 70$（相对分子质量是 70000），不同的 σ 因子识别不同的启动子，从而使不同的基因进行转录。转录起始后，σ 因子脱离，核心酶沿 DNA 模板移动合成 RNA。α 亚基决定转录的速率，β 亚基催化 3′,5′– 磷酸二酯键的形成，β' 亚基与 DNA 模板结合，促进 DNA 解链，ω 亚基的功能尚不清楚。

原核生物 RNA 聚合酶 β 亚基可被利福平及利福霉素抑制。利福平作为抗结核药物，抑制结核细菌 RNA 聚合酶的活性。

三、真核生物 RNA 聚合酶

真核生物的 RNA 聚合酶有三种：RNA 聚合酶Ⅰ、RNA 聚合酶Ⅱ和 RNA 聚合酶Ⅲ

（表 5-1 ）。

表 5-1 真核生物 RNA 聚合酶

类别	定位	转录产物	对 α - 鹅膏蕈碱的敏感性
RNA 聚合酶 I	核仁	45S rRNA	不敏感
RNA 聚合酶 II	核质	HnRNA	极敏感
RNA 聚合酶 III	核质	5S rRNA、tRNA、snRNA	较敏感

真核生物 RNA 聚合酶的组成较复杂。每种酶分子均含有两个大亚基和 6～10 个小亚基，大亚基分子量大于 140kDa，在功能上与原核生物的 β、β′ 亚基相似，具有催化作用，结构上也与 β、β′ 有一定同源性。小亚基分子量 10～90kDa，其中有些小亚基是两种或三种酶共有的。与原核生物的 RNA 聚合酶不同，真核生物细胞核内 RNA 聚合酶对利福霉素及利福平均不敏感。RNA 聚合酶 II 对 α-鹅膏蕈碱十分敏感，α-鹅膏蕈碱是一种毒蘑菇中含有的环八肽毒素。真核生物线粒体中也存在 RNA 聚合酶，负责合成线粒体 RNAs，对鹅膏蕈碱不敏感，对利福平敏感。

第三节 转录过程

一、原核生物 RNA 转录

（一）起始阶段

启动子是 RNA 聚合酶识别、结合并启动转录的特异序列。启动子在转录起始点上游 -35bp 处有含 6nt 的保守序列，共有序列为 TTGACA，称为 -35 区，又称为 sextama 框（sextama box），是 σ 亚基识别并初始结合的位点，称为 RNA 聚合酶识别位点。-10bp 处有一段富含 A-T 的碱基序列即 TATAAT，称为 -10 区，又称 Pribnow 框（Pribnow box），是 RNA 聚合酶牢固结合的位点。

在转录起始时，RNA 聚合酶全酶中的 σ 因子辨认并结合启动子 -35 区 TTGACA 序列，酶与模板结合相对松弛，逐渐移向 -10 区 TATAAT 序列，并到达转录起始点，该区段富含 A-T，缺少 G-C，使模板 DNA 双链容易解链分开。当 DNA 双链解开 17bp 左右时，模板链暴露出来，按照 DNA 模板链的碱基顺序指导 RNA 合成，RNA 聚合酶不需要引物，直接催化起始点上与模板链互补的第一、二个相邻排列的 NTP 进行聚合，生成第一个 3′,5′- 磷酸二酯键，其中第一个核苷酸是 GTP 或 ATP，以 GTP 最为常见，反应简单表示如下。

$$\text{pppG-OH} + \text{pppN-OH} \rightarrow 5'\text{-pppGpN-OH-}3' + \text{PPi}$$

5′-GTP 与第二位 NTP 聚合生成磷酸二酯键后，仍保留 5′- 端三磷酸结构，在转录过程中一直保留至转录后修饰加工。转录起始后，RNA 聚合酶、模板 DNA 及第一次聚合生成的二核苷酸形成转录起始复合体，催化合成 8～9nt 后，σ 因子从复合体上脱落下来，核心酶沿 DNA 链向前移动，进入延长阶段。

（二）延长阶段

σ 因子释放后核心酶构象疏松，在 DNA 模板链上沿 3′ → 5′ 方向滑行，双股 DNA 始终保持大约 17bp 解链，同时催化 NTP 的 5′– 磷酸与 RNA 链 3′–OH 形成磷酸二酯键按 5′ → 3′ 方向不断延伸。转录生成的 RNA 链与模板链形成长 8 ～ 9bp 的 RNA/DNA 杂交双链，由酶 –DNA–RNA 形成的转录复合物，称为转录空泡（transcription bubble）（图 5–2）。随着 RNA 链的延长，5′– 端脱离模板向空泡外伸展，模板链与编码链恢复双螺旋结构。DNA/DNA 双链结构比 DNA/RNA 杂交双链稳定，因此转录完的 DNA 双链恢复，转录产物不断从 DNA 模板链上脱落向外伸出。RNA 产物 5′– 端始终保持 pppGpN 结构。延伸的速率为每秒钟 20 ～ 50 个核苷酸。

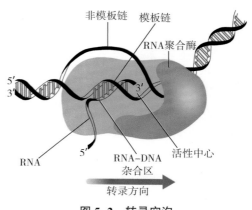

图 5–2　转录空泡

（三）终止阶段

RNA 聚合酶的核心酶读到转录终止信号时，不再沿模板链滑行，新合成的 RNA 链延伸停止，从转录复合物中脱落下来，RNA 聚合酶与模板解离。原核生物有两类终止子分别是依赖 ρ 因子的终止子和不依赖 ρ 因子的终止子。

1. 依赖 ρ 因子的转录终止　ρ 因子是由 6 个相同亚基组成的六聚体蛋白质，与多聚 C 有很高的亲和力。ρ 因子具有 RNA 依赖性的 ATP 酶活性和解螺旋酶活性，ρ 因子可以识别转录产物 RNA 3′– 端的较丰富的 C 碱基或规律出现的 C 碱基，与其结合后作用于 RNA 聚合酶和 RNA–DNA 杂交体，使 RNA 聚合酶停止转录，DNA/RNA 杂化双链解离，产物从转录复合物中释放（图 5–3）。

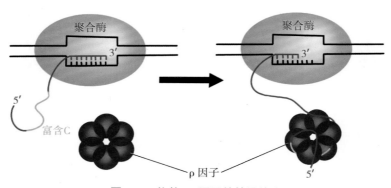

图 5–3　依赖 ρ 因子的转录终止

2. 非依赖 ρ 因子的转录终止　某些基因 DNA 分子中含有特殊的转录终止信号，可被 RNA 聚合酶直接识别，无须 ρ 因子参与。转录终止信号转录产生的 RNA 有两个特征：一是转录产物含有一段富含 G-C 的回文序列，可形成发夹结构或茎环结构（图 5-4），RNA 聚合酶与茎环结构作用后，停止转录；二是在发夹结构之后是连续 6 ～ 7 个碱基 U，U 和模板 DNA 上的 A 结合很不稳定，容易使新合成的 RNA 与模板解离。

转录产物发夹结构的形成是转录终止的关键，其机制可能是发夹结构改变了 RNA 聚合酶构象，导致酶 - 模板结合方式改变，使酶不再向下游移动，转录终止。

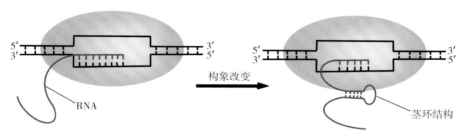

图 5-4　非依赖 ρ 因子的转录终止

二、真核生物 RNA 转录

真核生物转录过程基本上与原核生物相似，包括起始、延长和终止，但整个过程更加复杂。

（一）起始阶段

真核生物与原核生物不同，在转录起始时 RNA 聚合酶不直接与模板结合，需要许多转录因子参与形成转录起始前复合物。转录因子（transcriptional factor，TF）是指参与 RNA 转录合成的一类蛋白因子，TF Ⅰ 识别 RNA-Pol Ⅰ、TF Ⅱ 识别 RNA-Pol Ⅱ、TF Ⅲ 识别 RNA-Pol Ⅲ 相对应的 Ⅰ、Ⅱ 和 Ⅲ 类启动子。目前发现参与 RNA 聚合酶 Ⅱ 转录起始复合物形成的转录因子至少有六种，包括 TF Ⅱ A、TF Ⅱ B、TF Ⅱ D、TF Ⅱ E、TF Ⅱ F 和 TF Ⅱ H（表 5-2），其中 TF Ⅱ D 是转录起始过程中最重要的转录因子，由 TATA 结合蛋白（TATA binding protein，TBP）和 8 ～ 10 个 TBP 辅因子（TBP associated factors，TAF）组成，TBP 可与 TATA 盒结合，TAF 则辅助 TBP 与 TATA 盒结合。

表 5-2　RNA 聚合酶 Ⅱ 的转录因子

蛋白因子	功能
TF Ⅱ D	TBP 和 TAF 形成复合体结合 TATA 盒
TF Ⅱ A	与 TBP 结合，稳定 TBP 与 TATA 盒的相互作用
TF Ⅱ B	与 TF Ⅱ D 结合，促进 RNA 聚合酶 Ⅱ 与启动子结合
TF Ⅱ F	与 TF Ⅱ B 结合，阻止 RNA 聚合酶 Ⅱ 和非特异性序列结合
TF Ⅱ E	促进 TF Ⅱ H 对 RNA 聚合酶 Ⅱ CTD 的磷酸化
TF Ⅱ H	有解旋酶活性和蛋白激酶活性，促进解链和 RNA 聚合酶 Ⅱ CTD 磷酸化

真核生物多数启动子在转录起始点上游 –25 区有 7 个核苷酸 TATAAAA 组成的共有序列，称为 TATA 盒或 Hogness 盒。绝大多数真核生物基因表达需要 TATA 盒，只有当 RNA 聚合酶与 TATA 盒牢固结合后才能转录。除 TATA 盒外，通常在转录起始点上游 –30 ～ –110 区域还有 GC 盒和 CCAAT 盒，GC 盒含有 GGGCGG 组成的共有序列，CCAAT 盒含有 GGCCAATCT 组成的序列，两者都可以增强启动子的活性，控制转录的频率（图 5–5）。

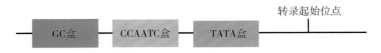

图 5–5　真核基因启动子的典型结构

TF ⅡD 的 亚 基 TBP 与 启 动 子的 TATA 盒 特 异 结 合， 在 TF ⅡA 和 TF ⅡB 的 促 进 与 配 合 下， 形 成 了 TF ⅡD–TF ⅡA–TF ⅡB–DNA 复 合 物；在 TF ⅡF 的 辅 助 下，RNA 聚 合 酶 Ⅱ 和 TF ⅡB 结合；RNA 聚 合 酶 Ⅱ 就 位后，TF ⅡE 和 TF ⅡH 加 入， 形 成 闭合转录起始前复合物（pre-initiation complex，PIC）（图 5–6），TF ⅡE 具有 ATP 酶 活 性，TF ⅡH 具 有 解 旋 酶 活 性，使转录起始位点附近的 DNA 双螺旋解开，使闭合转录起始复合物变成开放转录起始复合物，启动转录；TF ⅡH 具 有 蛋 白 激 酶 活 性，使 RNA 聚 合 酶 Ⅱ 的 羧 基 末 端 结 构 域（carboxy-terminal domain，CTD） 磷 酸 化，使 开 放 复 合物的构象改变启动转录。

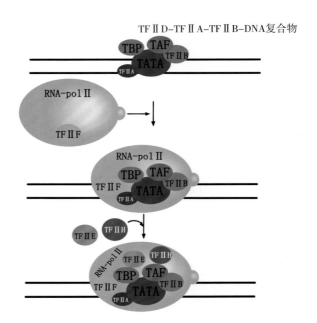

TF ⅡD–TF ⅡA–TF ⅡB–DNA 复合物

（二）延长阶段

RNA 链延长前部分 TF Ⅱ因子释放，在 RNA 聚合酶 Ⅱ催化下按碱基互补配对原则延伸合成 RNA。当 RNA 合成达 60 ～ 70nt 长度后，TF ⅡE 及 TF ⅡH 释放脱落，同时募集延伸因子，转录进入延长阶段。真核生物基因组 DNA 形成了以核小体为结构单位的染色体高级结构。因此，RNA 聚合酶 Ⅱ催化过程中时常会遇到核小体。近年来，体内外的转录实验表明，核小体在真核生物转录延长过程中可能发生了移位和解聚现象（图 5–7）。

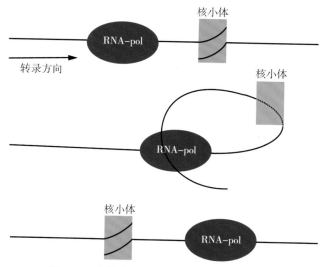

图 5-7　真核生物转录延长中的核小体移位

（三）终止阶段

　　真核生物转录的终止与转录后修饰加工密切相关。目前对真核生物转录的终止信号和终止机制了解甚少。这是因为大多数真核基因在转录后很快进行加工，很难确定转录产物的 3′- 末端。真核生物 DNA 模板上并没有相应的 polydT，因此 mRNA 的 polyA 尾是转录后加工的结果。转录并非在加 polyA 尾的位置马上终止，而是在越过加 polyA 尾位点数百甚至数千个核苷酸后才停止。研究发现，在 DNA 编码链 3′- 末端有一段 AATAAA 序列，下游还有一定数目的 GT 序列，称为加尾修饰点或加尾信号，是转录终止的修饰位点，但不是转录终止点（图 5-8）。转录通过修饰位点后，mRNA 在修饰位点处被水解切断而终止转录，随即加上 3′- 端 polyA 尾。下游的 RNA 虽继续转录，但很快会被 RNA 酶降解（图 5-9）。

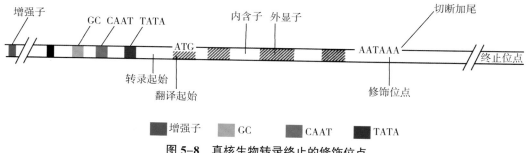

图 5-8　真核生物转录终止的修饰位点

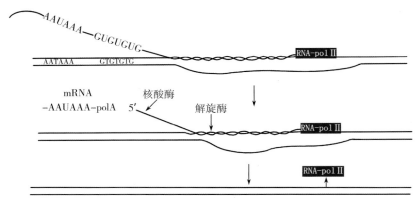

图 5-9 　真核生物的转录终止及加 polyA 尾修饰

第四节 　真核生物 RNA 转录后加工

真核生物转录生成的 RNA 大多数是不成熟的初级转录产物，经过加工修饰才能转变为成熟 RNA。

一、mRNA 前体的加工

真核生物编码蛋白质的基因多为断裂基因，转录生成的原始转录产物是核不均一RNA（heterogeneous nuclear RNA，hnRNA）。hnRNA 既包含编码氨基酸的序列又称外显子，也包含不编码任何氨基酸的序列又称内含子。初级转录产物往往比成熟 mRNA 大几倍，甚至几十倍，经过加工修饰才能作为蛋白质翻译的模板。

hnRNA 转变为成熟 mRNA 包括 5′- 端形成"帽子"结构、3′- 端加 polyA "尾"、切除内含子拼接外显子、核苷酸序列的编辑、链内核苷酸的甲基化修饰等。

（一）加帽

真核生物 mRNA5′- 端有帽子结构，如 7- 甲基鸟苷三磷酸。hnRNA5′- 端常常是鸟苷三磷酸（pppG），磷酸水解酶把 5′- 端磷酸基水解，在鸟苷转移酶催化下与 GTP 反应形成 5′,5′- 三磷酸相连的键，并释放出焦磷酸。由 S- 腺苷甲硫氨酸提供甲基，在甲基转移酶催化下使鸟嘌呤甲基化，形成帽子结构中的 7- 甲基鸟苷三磷酸（m^7Gppp），同时第二位核苷酸的核糖 2′ 位 O 可被甲基化，反应过程如下（图 5-10）。

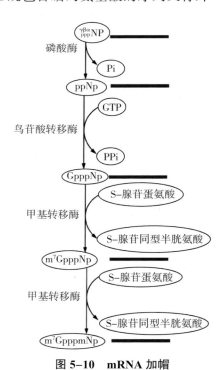

图 5-10 　mRNA 加帽

5′- 端帽子结构是核糖体小亚基识别结合 mRNA 的部位，使 mRNA 免受核酸酶的攻击，帮助成熟 mRNA 从细胞核输送到细胞质。

（二）加尾

polyA 尾是通过酶和蛋白因子对初级转录产物切割后添加上去的。切割和多聚腺苷酸化需要加尾信号和切割位点，加尾信号为高度保守序列，位于切割位点上游。当 RNA 聚合酶 Ⅱ 沿 DNA 链向前滑动到达加尾信号时，转录并未停止，沿 DNA 模板继续转录一段核苷酸序列，加尾信号识别蛋白识别加尾信号并利用核酸外切酶切开释放 mRNA，多聚腺苷酸酶在 mRNA 3′- 末端加入 80 ～ 250 个腺苷酸，形成 polyA 尾。

PolyA 尾参与 mRNA 由胞核向胞质的转运，抑制核酸外切酶活性增加 mRNA 的稳定性。

（三）剪接

mRNA 是由 DNA 转录而来，在 DNA 中有外显子（exon）和内含子（intron），内含子也称间插序列或插入序列，是真核细胞基因中的不编码序列。外显子是指真核生物基因组中的编码序列。在转录过程中，内含子和外显子同时被转录，形成 mRNA 的前体 hnRNA，由剪接酶催化去除内含子，将相邻外显子连接起来，形成成熟的 mRNA，这一过程称为 RNA 剪接。

根据剪接方式的不同，可将内含子分为 Ⅰ、Ⅱ、Ⅲ 三类。Ⅰ 类内含子存在于 rRNA 的初级转录产物中，通过自我剪接方式拼接。Ⅱ 类内含子存在于 rRNA 的初级转录产物 hnRNA 中，通过套索方式剪接。Ⅲ 类内含子存在于 tRNA 初级转录产物中，剪接时需消耗 ATP。

参与 mRNA 剪接的是小分子核糖核蛋白体（small nuclear ribonucleoprotein，snRNP），是由 snRNA 与核内蛋白质组成。snRNA 一般长 100 ～ 300 个核苷酸，以尿嘧啶核苷酸含量最多，因而以 U 进行分类命名。现已发现的 snRNA 包括 U1、U2、U4、U5、U6 等。

1. 剪接体形成　真核生物 mRNA 前体 hnRNA 的内含子含有保守的核苷酸序列区，起到剪接信号的作用。5′- 端的 GU 称为 5′- 剪接部位，可被 U1 snRNP 识别并结合。3′ 末端的 AG 称为 3′- 剪接部位，可被 U5 snRNP 识别并结合。在内含子距 3′- 端 18 ～ 38 个核苷酸处有个特定腺苷酸，称为 "分支点"，能被 U2 snRNP 识别并结合。剪接开始时，U1、U2 snRNP 识别内含子的剪接信号并结合，U4、U5、U6 加入形成剪接体（spliceosome），内含子形成套索状，上游、下游外显子相互靠近，剪接体结构重排释放出 U1、U4 和 U5 时，U2 和 U6 形成催化中心，催化转酯反应切除套索状的内含子（图 5-11）。

2. 转酯反应　mRNA 前体的整个剪接过程分两步转酯反应：第一步反应是分支点腺苷酸残基的 2′-OH 亲核进攻 5′- 外显子交界处的 5′- 磷酸，形成 2′,5′- 磷酸二酯键，生成套索结构，同时释放出 5′- 外显子；第二步反应是外显子 1 的 3′-OH 攻击外显子 2

的 5'- 磷酸端，形成 3',5'- 磷酸二酯键，将两个外显子连接起来，并释放出套索状内含子，内含子在细胞中很快被降解。

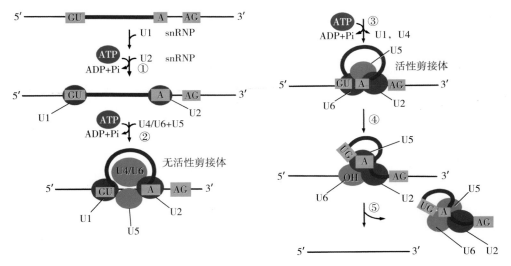

图 5-11　内含子通过形成剪接体剪接

（四）mRNA 内部甲基化

真核生物 mRNA 除了在 5'- 端的帽子结构中有 1 ~ 3 个甲基化的核苷酸外，分子内部也含有 1 ~ 2 个 N^6- 甲基腺嘌呤（m^6A），常见于 5'- 端的非编码区。m^6A 是在 mRNA 前体剪接之前由特异甲基化酶催化产生的，其意义及功能尚不清楚。

（五）mRNA 编辑

转录后加工时通过碱基替换、缺失或插入，使 mRNA 编码序列的改变称为 mRNA 编辑（editing）。这种加工方式使遗传信息在转录水平上发生改变，一个基因可以编码多种蛋白质。例如，人类的载脂蛋白 B（apoB）基因，在肝脏中 apoB 基因不经过编辑直接翻译产生分子量为 512kDa 的 $apoB_{100}$。在小肠黏膜细胞中有一种特定的胞嘧啶脱氨酶（mRNA C-6666 脱氨酶，236aa）特异催化 apoB mRNA 的第 6666 位 C 发生脱氨基反应，从而转化成 U，使得原有密码子 CAA 变为终止密码子 UAA，翻译提前结束，产生分子量为 250kDa 的 $apoB_{48}$。由于 $apoB_{48}$ 缺少 $apoB_{100}$C 端的可与 LDL 受体结合区，因此这两种载脂蛋白具有不同的功能。

二、tRNA 前体的加工

（一）原核生物 tRNA 前体的加工

大肠杆菌染色体 DNA 上约有 60 个 tRNA 基因，大多成簇存在，或与 rRNA 基因，或与编码蛋白质的基因组成混合转录单位。tRNA 前体的加工包括剪切、修剪、3' 加

CCA 及修饰和异构化。

1. 切断和修剪 需要核酸内切酶 RNaseP、RNaseF 和核酸外切酶 RNaseD 参与，RNaseP 是核酶，切断 tRNA 前体的 5′- 端序列，产生成熟的 5′- 端。RNaseF 是从 3′- 端切断 tRNA 前体，为了得到成熟的 3′- 端，需要核酸外切酶 RNaseD 进一步修剪，从 3′- 端切去多余的序列，故 RNaseD 是使 tRNA3′ 端成熟的酶。

2. 修饰和异构化 成熟的 tRNA 分子中存在许多修饰成分，修饰的主要方式有 tRNA 甲基化酶催化碱基甲基化、腺嘌呤脱氨基成为次黄嘌呤的脱氨基作用、尿嘧啶还原为二氢尿嘧啶的还原作用。假尿嘧啶核苷是由 tRNA 假尿嘧啶核苷合酶催化尿苷的糖苷键发生移位，由尿嘧啶的 N_1 变成 C_5 形成的。

3. 3′- 端加 CCA 原核生物许多 tRNA 前体已有 CCA 序列，经 RNaseD 修剪后暴露出 CCA- 末端，少数 tRNA 前体缺乏 CCA- 末端，需由 tRNA 核苷酸转移酶催化合成 CCA，胞苷酸基和腺苷酸基分别由 CTP 和 ATP 供给。

（二）真核生物 tRNA 前体的加工

真核生物 tRNA 的数目比原核生物 tRNA 数目要大得多，如大肠杆菌有 60 个 tRNA 的基因，酵母菌有 320 ～ 400 个，人体细胞有 1300 个。真核生物的 tRNA 由 RNA 聚合酶Ⅲ转录。

真核生物的 tRNA 基因成簇排列，而且被间隔区分开，由 RNA 聚合酶Ⅲ催化转录，初级转录产物由 100 ～ 140 个核苷酸组成，真核生物 tRNA 前体中 5′ 和 3′ 端的多余序列在核酸内切酶和核酸外切酶的作用下被切除。与原核生物类似的 RNaseP 可切除 5′- 端多余序列，3′ 端多余序列需多种核酸内切酶和核酸外切酶作用。

与原核生物不同，真核生物初始转录的 tRNA 3′- 端不含 CCA 序列，成熟 tRNA 3′-CCA 是后加上的，由 tRNA 核苷酸转移酶催化合成，胞苷酸基和腺苷酸基分别由 CTP 和 ATP 供给。

真核生物 tRNA 前体分子的反密码环中含有一个短的内含子，需核酸内切酶切除内含子，再由 RNA 连接酶将 tRNA 连接起来（图 5-12）。

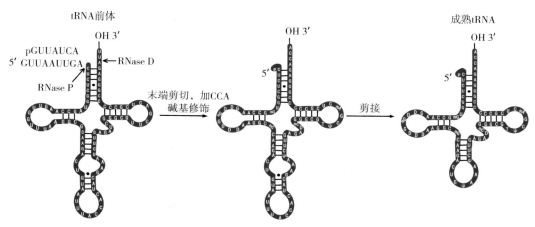

图 5-12 真核生物 tRNA 加工

三、rRNA 前体的加工

(一) 原核生物 rRNA 前体的加工

原核生物有 3 种 rRNA，即 5S、16S 和 23S rRNA，这三种 rRNA 是一个转录单位转录的，这个转录单位中除了 5S、16S 和 23S rRNA 基因外，还有 1 个或几个 tRNA 基因。以大肠杆菌为例，大肠杆菌 rRNA 前体的沉降系数为 30-S。由于原核生物 rRNA 的加工往往与转录同时进行，因此不易得到完整的前体。30-SrRNA 前体首先在特定碱基处甲基化，然后由 RNase Ⅲ、RNaseP 和 RNaseE 在特定位点切割产生中间物，再通过核酸酶作用除去核苷酸残基生成成熟的 5S rRNA、16S rRNA 和 23S rRNA（图 5-13）。

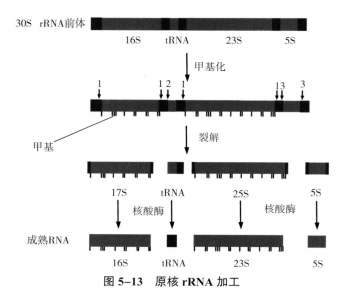

图 5-13 原核 rRNA 加工

(二) 真核生物 rRNA 前体的加工

真核生物 rRNA 基因的拷贝数较多，通常在几十至上千之间，属于丰富基因族的 DNA 序列。真核生物有 4 种 rRNA，即 5S-rRNA、5.8S-rRNA、18S-rRNA 和 28S-rRNA，是由两个转录单位转录。5.8S、18S 和 28S 基因组成一个转录单位，由 RNA 聚合酶 Ⅰ 催化，转录产生 45S-rRNA 前体。45S-rRNA 前体的加工在核仁内进行。

首先，45S-RNA5'-端被剪切生成 41S-RNA；然后，41S-RNA 被剪切生成 32-SRNA 和 20S-RNA 两个中间体；最后，32S-RNA 剪切为成熟的 5.8S-rRNA 及 28S-rRNA，20S-RNA 被剪切为成熟的 18S-rRNA。在核仁内与蛋白质装配成核糖体，输送到胞液（图 5-14）。

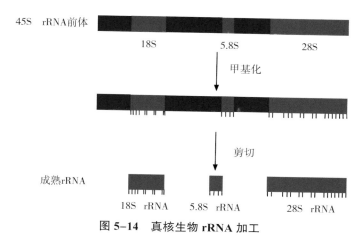

图 5-14　真核生物 rRNA 加工

第五节　RNA 复制

RNA 复制（RNA replication）是指以 RNA 为模板，在 RNA 聚合酶（RNA polymerase）的作用下，以 4 种 NTP 为原料，按 5′→3′ 方向催化合成 RNA 的过程。

某些噬菌体和 RNA 病毒的基因组是 RNA，除逆转录病毒外，这类病毒在宿主细胞中都是以病毒的单链 RNA 为模板合成子链 RNA，这种依赖 RNA 的 RNA 合成又称为 RNA 复制。催化 RNA 复制的酶称为 RNA 聚合酶或 RNA 复制酶。

RNA 病毒分为正单链 RNA［（＋）ssRNA］病毒、负单链 RNA［（－）ssRNA］病毒和双链 RNA（dsRNA）病毒，其 RNA 复制方式也不同，过程如下。

1.（＋）ssRNA 病毒 RNA 的复制　正链 RNA 是指具有 mRNA 功能的 RNA 链，其互补链为负链 RNA。（＋）ssRNA 病毒感染宿主细胞后，首先利用宿主细胞表达系统合成复制酶，然后由复制酶以正链 RNA 为模板复制合成负链 RNA，再以负链 RNA 为模板合成正链 RNA，最后正链 RNA 和蛋白质组装成新的病毒颗粒。

2.（－）ssRNA 病毒 RNA 的复制　（－）ssRNA 病毒感染宿主细胞后，借助于病毒带进去的复制酶合成正链 RNA，再以正链 RNA 为模板，合成负链 RNA 和病毒蛋白质，再组装成新的病毒颗粒。

3. dsRNA 病毒 RNA 的复制　dsRNA 病毒以双链 RNA 为模板，在复制酶的作用下，通过不对称转录合成正链 RNA，再以正链 RNA 为模板合成双链 RNA，然后以正链 RNA 为模板合成病毒蛋白质，并组装成新的病毒颗粒。

第六章　蛋白质的生物合成

以 mRNA 为模板指导蛋白质生物合成的过程称为翻译（translation）（图 6-1）。整个过程需要多种生物大分子的参与，包括 mRNA、tRNA、rRNA 及多种蛋白质因子。蛋白质合成后需加工修饰才具有生理功能，大部分蛋白质合成后需要定向输送到特定的场所发挥各自的生理功能。

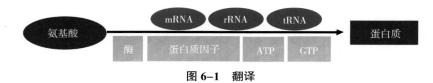

图 6-1　翻译

第一节　蛋白质生物合成体系

蛋白质生物合成体系由 20 种氨基酸、mRNA、tRNA、rRNA、相关的酶和各种蛋白因子、供能物质 ATP 和 GTP、K^+、Mg^{2+} 等构成。

一、mRNA——蛋白质生物合成的模板

mRNA 种类多、半衰期短、含量少，包括 5′- 非翻译区（5′-UTR）、开放阅读框（ORF）区（即编码区）和 3′- 非翻译区（3′-UTR）。在 mRNA 的 ORF 区每 3 个相邻的核苷酸组成 1 个密码子（codon），称为三联体密码，mRNA 分子中的 4 种核苷酸一共可以组成 64 个密码子（表 6-1）。其中 AUG 除代表甲硫氨酸外，当第一次出现在 5′- 端时还代表起始密码子（initiation codon）。UAA、UAG 和 UGA 是终止密码子（termination codon）。mRNA 分子中三联体遗传密码的排列顺序，决定了多肽链一级结构中氨基酸的排列顺序。

表 6-1　遗传密码表

第一碱基	第二碱基				第三碱基
	U	C	A	G	
U	苯丙氨酸（Phe）	丝氨酸（Ser）	酪氨酸（Tyr）	半胱氨酸（Cys）	U
	苯丙氨酸（Phe）	丝氨酸（Ser）	酪氨酸（Tyr）	半胱氨酸（Cys）	C
	亮氨酸（Leu）	丝氨酸（Ser）	终止信号	终止信号	A
	亮氨酸（Leu）	丝氨酸（Ser）	终止信号	色氨酸（Trp）	G

第一碱基	第二碱基				第三碱基
	U	C	A	G	
C	亮氨酸（Leu）	脯氨酸（Pro）	组氨酸（His）	精氨酸（Arg）	U
	亮氨酸（Leu）	脯氨酸（Pro）	组氨酸（His）	精氨酸（Arg）	C
	亮氨酸（Leu）	脯氨酸（Pro）	谷胺酰胺（Gln）	精氨酸（Arg）	A
	亮氨酸（Leu）	脯氨酸（Pro）	谷胺酰胺（Gln）	精氨酸（Arg）	G
A	异亮氨酸（ILe）	苏氨酸（Thr）	天冬酰胺（Asn）	丝氨酸（Ser）	U
	异亮氨酸（ILe）	苏氨酸（Thr）	天冬酰胺（Asn）	丝氨酸（Ser）	C
	异亮氨酸（ILe）	苏氨酸（Thr）	赖氨酸（Lys）	精氨酸（Arg）	A
	甲硫氨酸（Met）	苏氨酸（Thr）	赖氨酸（Lys）	精氨酸（Arg）	G
G	缬氨酸（Val）	丙氨酸（Ala）	天冬氨酸（Asp）	甘氨酸（Gly）	U
	缬氨酸（Val）	丙氨酸（Ala）	天冬氨酸（Asp）	甘氨酸（Gly）	C
	缬氨酸（Val）	丙氨酸（Ala）	谷氨酸（Glu）	甘氨酸（Gly）	A
	缬氨酸（Val）	丙氨酸（Ala）	谷氨酸（Glu）	甘氨酸（Gly）	G

密码子的特点如下。

1. 通用性　整个生物界包括低等生物如病毒、细菌和高等生物如人类，都共用一套遗传密码，这说明各种生物可能是从同一祖先进化而来的。个别物种染色体的遗传密码除外，如支原体用 UGA 编码色氨酸，四膜虫和草履虫用 UAA/UAG 编码谷氨酰胺，假丝酵母用 CUG 编码丝氨酸。动物细胞的线粒体和植物细胞的叶绿体基因组中的 UGA 是色氨酸的遗传密码，而非终止密码子。

2. 方向性　mRNA 分子上的遗传密码，其阅读是有方向性的，mRNA 的阅读方向是 $5' \rightarrow 3'$（图 6-2）。

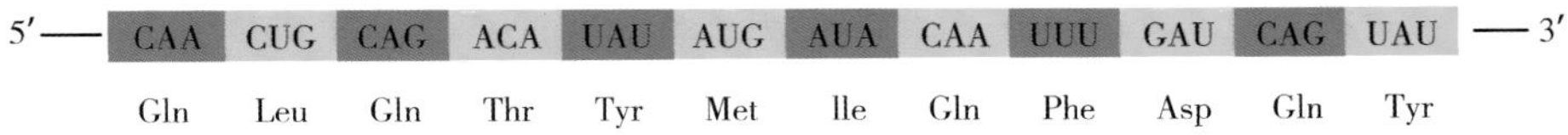

5′ —— CAA CUG CAG ACA UAU AUG AUA CAA UUU GAU CAG UAU —— 3′

Gln　Leu　Gln　Thr　Tyr　Met　Ile　Gln　Phe　Asp　Gln　Tyr

图 6-2　mRNA 分子的三联密码子

3. 连续性　mRNA 的密码子从 AUG 开始，每 3 个核苷酸代表一个氨基酸，密码子之间没有任何特殊的符号加以间隔，需连续不断向下游阅读。mRNA 上碱基的缺失或插入都可能会造成密码子的阅读框架改变，使翻译出的氨基酸序列发生变异，产生"框移突变"（frame shift mutation）（图 6-3）。

4. 简并性　氨基酸有 2 个或 2 个以上的密码子的现象称为遗传密码的简并性。在 20 种氨基酸中，只有色氨酸和甲硫氨酸有 1 个密码子，其余的氨基酸都有 2～6 个密码子。这些密码子的第一和第二位碱基相同，只是第三位碱基不同。因此密码子的专一性主要由前两位碱基决定，第三位碱基突变时，仍可能翻译出正确的氨基酸，保证所合成的多肽链的一级结构不变。遗传密码的简并性对于减少有害突变，保证遗传的稳定性具有一定的意义。在这些代表同一个氨基酸的密码子中，每个密码子使用的频率是不一样的，即翻译过程对密码子的使用有偏爱性。高频率密码子多出现在那些表达量高的蛋白质基因中。

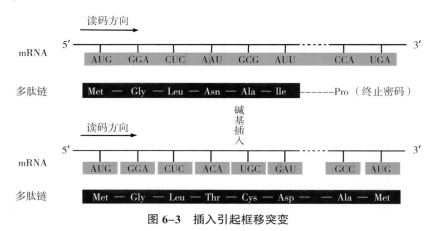

图 6-3　插入引起框移突变

二、tRNA——氨基酸的搬运工具

tRNA 是富含稀有碱基的小分子 RNA，3′- 末端均有 -CCA-OH，通过酯键与氨基酸分子结合，负责搬运氨基酸。每种氨基酸都有 2 ~ 6 种 tRNA，氨基酰 -tRNA 合成酶双向特异识别 tRNA 和氨基酸。tRNA 分子反密码环上的反密码子（anticodon）靠碱基配对原则辨认 mRNA 分子中的密码子（图 6-4），密码子与反密码子的走向相反，两者的结合有一定的摆动性，即密码子的 3′- 端第 3 位碱基与反密码子的 5′- 端第 1 位碱基配对时并不严格遵循碱基互补配对原则（表 6-2）。摆动性使一种 tRNA 能识别 mRNA 的多个简并密码子。如反密码子的第 1 碱基常出现次黄嘌呤（Ⅰ），与 A、C、U 之间皆可形成氢键结合。这种摆动现象使得一个 tRNA 所携带的氨基酸可结合在 2 ~ 3 个密码子上，当密码子的第 3 位碱基发生突变时，并不影响 tRNA 带入正确的氨基酸。携带相同氨基酸而反密码子不同的一组 tRNA 称为同工 tRNA。

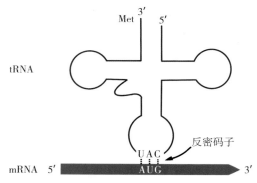

图 6-4　密码子与反密码子的相互作用

表 6-2 反密码子与密码子碱基配对的摇摆现象

反密码子第 1 位碱基	G	U	I
密码子第 3 位碱基	C、U	A、G	A、C、U

三、核糖体——合成蛋白质的场所

核糖体（ribosome）是由 rRNA 和蛋白质组成的复合体又称核蛋白体，是合成蛋白质的场所。由大小两个亚基组成。原核生物核糖体的沉降系数为 70S，其中大亚基为 50S，小亚基为 30S。真核生物核糖体（线粒体和叶绿体的核糖体除外）沉降系数为 80S，其中大亚基为 60S，小亚基为 40S（图 6-5）。核糖体存在于细胞质中，可分为两类：一类附着于粗面内质网，主要合成分泌性蛋白质，如清蛋白、胰岛素等；另一类游离于胞浆，主要合成细胞固有蛋白。

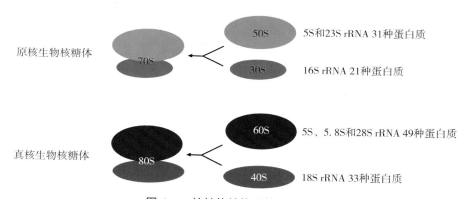

原核生物核糖体　　70S　　50S　5S和23S rRNA 31种蛋白质　　30S　16S rRNA 21种蛋白质

真核生物核糖体　　80S　　60S　5S、5.8S和28S rRNA 49种蛋白质　　40S　18S rRNA 33种蛋白质

图 6-5　核糖体结构及其构成组分

核糖体具有以下的功能位点：①小亚基有 mRNA 结合位点，当大亚基、小亚基聚合时，两者间形成的裂隙容纳 mRNA；在原核生物中，mRNA 上游离起始密码子 8～13 个碱基有一段富含嘌呤的序列，长度为 4～9 个碱基，用发现者 Shine-Dalgarno 的名字命名为 SD 序列。小亚基中的 16S-rRNA 的 3'- 末端则有一段富含嘧啶的序列，可以与 mRNA 的 SD 序列互补结合（图 6-6）。fMet-tRNA 则辨认起始密码子 AUG 并与之结合。②具有结合氨基酰 -tRNA 和肽酰 -tRNA 的部位，即氨基酰位（aminoacyl site，A 位）和肽酰位（peptidyl site，P 位）。③具有肽酰转移酶活性，催化肽键生成。④原核生物核糖体大亚基上还有卸载 tRNA 的排除位（exit site，E 位），真核生物核糖体没有 E 位。⑤核糖体还具有结合起始因子、延长因子及释放因子等蛋白质因子的结合位点（图 6-7）。

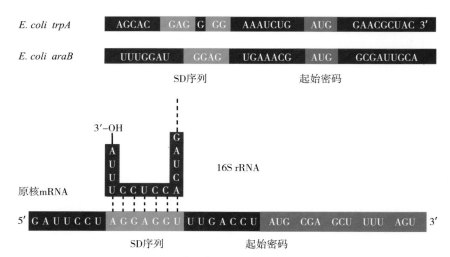

图 6-6　SD 序列与 16S rRNA3′– 端的结合

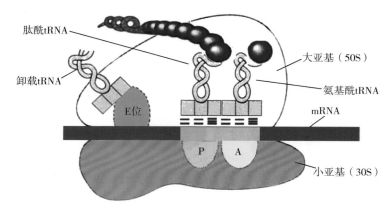

图 6-7　原核生物核糖体的主要功能位点

四、参与蛋白质合成的相关酶类和蛋白因子

（一）氨基酰 –tRNA 合成酶

氨基酰 –tRNA 合成酶（aminoacyl–tRNA synthetase）又称氨基酸活化酶，催化氨基酸的 α– 羧基与 tRNA 的 3′– 末端腺嘌呤核苷酸（A）戊糖的 3′– 羟基以酯键结合。

氨基酰 –tRNA 合成酶具有绝对专一性，每种氨基酸都只有 1 种氨基酰 –tRNA 合成酶，生成特定的氨基酰 –tRNA（aa–tRNA），保证密码子、反密码子和氨基酸之间能够正确结合。氨基酰 –tRNA 合成酶催化的反应式如下。

$$氨基酸 + ATP + tRNA \xrightarrow{Mg^{2+}} 氨基酰 –tRNA + AMP + PPi$$

氨基酰 –tRNA 的表示是在相应的 tRNA 前面用 3 个字母代表所结合的氨基酸残基，在右上角用 3 个字母表示 tRNA 的特异性，如携带甘氨酸的 tRNA 用 Gly–tRNA^{Gly} 表示，携带甲硫氨酸的起始 tRNA 用 Met–tRNA$_i^{Met}$ 表示（i 表示起始），携带甲硫氨酸的 tRNA 用 Met–tRNA$_e^{Met}$ 表示。在原核生物中，起始密码子只能辨认甲酰化的甲硫氨酸（fMet），用 fMet–tRNA$_f^{Met}$ 或 fMet–tRNA$_i^{Met}$ 表示（f 表示甲酰基）。

（二）肽酰转移酶

肽酰转移酶（peptidyl transferase）又称转肽酶，催化 P 位的肽酰基转移到 A 位的氨基酰 –tRNA 的氨基上形成肽键。肽酰转移酶的本质是核酶，原核生物的肽酰转移酶是位于核糖体大亚基上的 23S rRNA，真核生物是位于核糖体大亚基上的 28S rRNA。

（三）转位酶

转位酶催化核糖体沿 mRNA 的 5′– 端向 3′– 端移位，每次移动 1 个密码子。原核生物的转位酶是延长因子 G（EF–G），真核生物的转位酶是延长因子 2（eEF–2）。

（四）蛋白因子

蛋白质生物合成的整个合成过程需要多种蛋白因子参与。

1. 起始因子　蛋白质合成起始时需要起始因子（initiation factor IF，真核细胞为 eIF）参与。原核生物有 3 种起始因子，分别为 IF–1、IF–2、IF–3。真核生物至少有 10 种。起始因子的作用主要是促进核糖体小亚基、起始 tRNA 与模板 mRNA 的结合及大、小亚基的分离。

2. 延长因子　蛋白质合成延长需要延长因子（elongation factor，EF，真核细胞为 eEF）参与。原核生物的延长因子为 EF–T 和 EF–G，真核生物的延长因子为 eEF–1 和 eEF–2。

3. 释放因子　蛋白质合成终止需要释放因子（releasing factor，RF，真核细胞为 eRF）参与。释放因子诱导肽酰转移酶转变为酯酶的活性，使肽链从核糖体上释放。原核生物的释放因子有 3 种，分别为 RF–1、RF–2、RF–3，真核生物的释放因子为 eRF。

第二节　蛋白质生物合成过程

蛋白质合成的过程即是 mRNA 的翻译过程。原核生物和真核生物蛋白质合成过程基本相似，整个合成过程可分为起始（initiation）、延长（elongation）和终止（termination）三个阶段。

一、原核生物的蛋白质合成过程

（一）起始阶段

原核生物翻译的起始阶段是 fMet–tRNAi^{fMet}、模板 mRNA 与核糖体大、小亚基结合，组装成 70S 翻译起始复合物（initiation complex）的过程，需要 Mg^{2+}、IF–1、IF–2、IF–3、ATP 和 GTP 的参与（图 6–8）。

1. 核糖体大、小亚基的分离　翻译起始阶段首先是核糖体的大、小亚基分开，以便使 mRNA 和 fMet-tRNA$_i^{fMet}$ 结合在小亚基上。此过程需要 IF-1、IF-3 参与。IF-3 与小亚基结合，促进大亚基、小亚基分离；IF-1 促进 IF-3 和小亚基结合。

2. mRNA 与小亚基结合　在 IF-3 和 Mg^{2+} 的参与下，核糖体 30S 小亚基与 mRNA 的 SD 序列结合。SD 序列后的一段核苷酸序列可被核糖体小亚基蛋白 rpS-1 识别与结合。

3. 起始 fMet-tRNA$_i^{fMet}$ 与 mRNA 的结合　IF-2 和 GTP 结合后，与甲酰甲硫氨酰 -tRNA$_f$（fMet-tRNA$_f^{fMet}$）形成 fMet-tRNA$_f^{fMet}$·IF-2·GTP 三元复合物（trimer complex），使 fMet-tRNA$_{if}^{fMet}$ 定位于 mRNA 序列上的起始密码子 AUG，形成 30S 前起始复合物（30S pre-initiation complex）。此过程需要 Mg^{2+} 参与。

4. 核糖体大亚基的结合　fMet-tRNA$_i^{fMet}$、小亚基和 mRNA 结合完成后，利用 IF-2 的 GTP 酶的活性，催化 GTP 水解使起始因子释放，大亚基结合到小亚基上，形成由核糖体、mRNA、fMet-tRNA$_i^{fMet}$ 组成的 70S 翻译起始复合物。此时，P 位被 fMet-tRNA$_i^{fMet}$ 占据，而 A 位空缺，对应 mRNA 上 AUG 后的下一组三联体密码，接纳相应氨基酰 -tRNA。

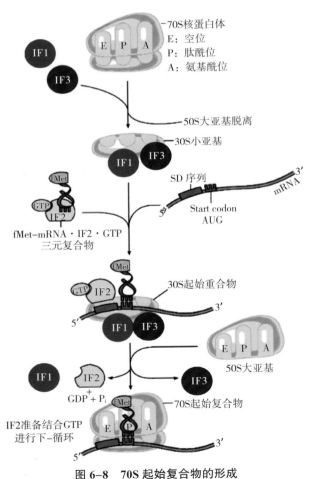

图 6-8　70S 起始复合物的形成

（二）延长阶段

原核生物翻译的延长阶段是氨基酰–tRNA 按照 mRNA 上密码子的顺序，携带相应氨基酸在核糖体上依次以肽键连接形成新生肽链的过程，包括进位（registration）、成肽（peptide bond formation）和转位（entrance），又称核蛋白体循环。需要延长因子 EF–T 和 EF–G 参与。EF–T 包括 EF–Tu 和 EF–Ts 两个亚基。

1. 进位　进位也称注册（registration）。按照 mRNA 上核糖体 A 位的密码子，相应氨基酰–tRNA 进入 A 位，反密码子与 A 位的 mRNA 密码子摆动配对结合。需要延长因子 EF–T、GTP 和 Mg^{2+} 的参与。EF–T 是由 Tu 和 Ts 组成的二聚体，Tu 结合 GTP 后与 Ts 分离。氨基酰–tRNA 进位前先与 Tu–GTP 结合形成氨基酰–tRNA–Tu–GTP 复合物进入 A 位。Tu 有 GTP 酶活性，水解 GTP 释能使 Tu 释放，形成 Tu–Ts 二聚体，继续催化下一个氨基酰–tRNA 进位（图 6–9）。

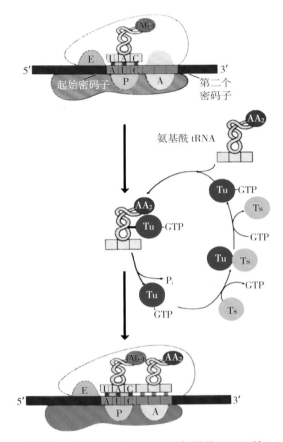

图 6–9　翻译过程的进位和延长因子 EF–T 的再循环

2. 成肽　需 Mg^{2+} 及 K^+ 的参与。在大亚基上的肽酰转移酶的催化下，P 位上 fMet–tRNA$_i^{fMet}$ 或肽酰–tRNA 的肽酰基转移到 A 位上氨基酰–tRNA 氨基酸的氨基上形成肽键，使新生肽链延长一个氨基酸残基（图 6–10）。转肽后，在 P 位上的 tRNA 成为空载的 tRNA，而 A 位上的 tRNA 负载的是肽酰基。

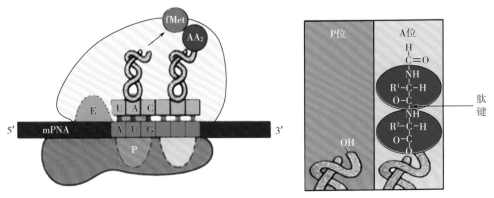

图 6–10　肽键的生成

3. 转位 又称移位，在转位酶 EF-G、GTP 和 Mg^{2+} 的催化下，核糖体沿 mRNA 链（5′→3′）移动 1 个密码子。此时肽酰 -tRNA 占据 P 位，A 位空出，下一个氨基 酰 -tRNA 进入 A 位。空载 tRNA 进入 E 位并脱落排出（图 6-11）。

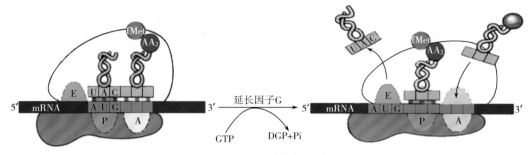

图 6-11 核糖体的转位

（三）终止阶段

原核生物肽链合成的终止，需释放因子 RF-1、RF-2 和 RF-3 参与。RF-1 识别 终止密码子 UAA 和 UAG，RF-2 识别终止密码子 UAA 和 UGA，RF-3 能与 GTP（或 GDP）结合，激活核糖体上的转肽酶，使其表现出酯酶活性，将肽酰 -tRNA 上合成的 多肽水解下来（图 6-12）。核糖体与 mRNA 分离，空载的 tRNA 和 RF 从核糖体上脱 落，大亚基、小亚基分离。

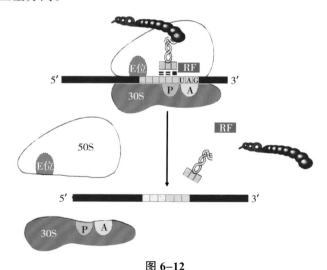

图 6-12

原核生物在一条 mRNA 链上可同时结合 10 ～ 100 个核糖体，呈串珠状排列，每个 核糖体之间相隔约 80 个核苷酸，即多个核糖体在一条 mRNA 链上同时进行翻译合成几 条多肽链的现象，称为多核糖体循环（图 6-13），越是接近 mRNA 3′- 端的核糖体，其 所合成的多肽链越长。多核糖体循环大大地提高了翻译的效率。

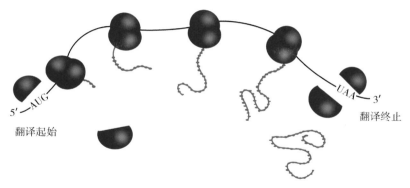

图 6-13　多核糖体循环

二、真核生物的蛋白质合成过程

真核生物的蛋白质合成过程与原核生物基本相似，只是反应更复杂，涉及的蛋白质因子更多。

（一）起始阶段

真核生物蛋白质合成的起始阶段是在各种 eIF 的作用下，Met–tRNA$_i^{Met}$、mRNA 及核糖体形成 80S 翻译起始复合物的过程。真核生物的起始阶段需要的起始因子更多，包括 eIF–1、eIF–2、eIF–3、eIF–4（A–G）、eIF–5、eIF–6 等。另外，由于真核生物的 mRNA 有帽子结构和 polyA 尾结构，在起始阶段，当 mRNA 在核糖体上就位时，需要帽子结合蛋白（cap binding protein，CBP）与 mRNA 的帽子结构结合。

1. 核糖体大亚基、小亚基分离　起始因子 eIF–2B、eIF–3 与核糖体小亚基结合，在 eIF–6 的参与下，促进核糖体 60S 大亚基和 40S 小亚基解聚。

2. Met–tRNAi^{Met} 与小亚基结合　Met–tRNA$_i^{Met}$·eIF·2·GTP 复合物结合在小亚基的 P 位。

3. mRNA 与小亚基定位结合　真核生物 mRNA 5′– 端帽结构后面通常有 CCA/GCCAUGG 高度保守序列，被称为 kozak 序列或扫描序列，起始密码子 AUG 一般位于此序列。eIF–4 复合物（包含 eIF–4E、eIF–4G、eIF–4A）通过 eIF–4E 与 mRNA 的 5′–帽结构结合，polyA 结合蛋白（PABP）与 mRNA 的 3′– 端 polyA 尾结合，再通过 eIF–4G 和 eIF–3 与小亚基结合。eIF–4A 具有 RNA 解旋酶活性，消耗 ATP 使 mRNA 解链。小亚基自 5′ → 3′ 方向沿 mRNA 进行扫描，直至 Met–tRNA$_i^{Met}$ 的反密码子与 kozak 序列中起始密码子 AUG 定位结合（图 6-14）。

4. 核糖体大亚基结合　在 eIF–5 的作用下，已经结合 mRNA 和 Met–tRNA$_i^{Met}$ 的小亚基迅速与大亚基结合，同时各种 eIF 从核糖体上脱落，形成 80S 起始复合物。

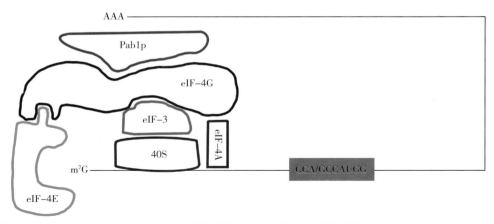

图 6-14　真核生物 mRNA 与小亚基的结合

（二）延长阶段

真核生物蛋白质合成的延长阶段与原核生物基本相似。真核生物 eEF-1 催化氨基酰 -tRNA 进到 A 位，肽酰转移酶催化肽键生成，eEF-2 催化核糖体沿 mRNA 的 5′ → 3′ 方向移位。真核细胞核糖体没有 E 位，卸载的 tRNA 直接从 P 位脱落。

（三）终止阶段

真核生物只有一种 eRF，可识别与结合三种终止密码子，使翻译终止。

第三节　翻译后的加工修饰

经过核糖体循环合成的多肽链还不具备生物活性，需要在细胞内经过加工修饰后，才能成为有活性的蛋白质，这种肽链合成后的加工修饰过程称为翻译后加工，包括一级结构的加工修饰和高级结构的加工修饰。

一、一级结构的翻译后加工修饰

一级结构的加工修饰包括肽链的水解剪裁、氨基酸残基的共价修饰等。

（一）肽键水解和肽段切除

1. N 端切除　新生肽的 N- 端都是甲酰甲硫氨酸（原核生物）或甲硫氨酸（真核生物），但成熟蛋白质的 N- 端却是其他氨基酸。绝大多数新生肽的第一个氨基酸残基由脱甲酰基酶（原核生物）或氨基肽酶（真核生物）催化水解去除 N- 甲酰基或甲硫氨酸，这一事件发生在翻译延伸阶段。如大肠杆菌错配修复蛋白 MutH 和翻译起始因子 IF-1、IF-3 在合成后切除了 N- 端的 N- 甲酰甲硫氨酸；人组蛋白、肌红蛋白在合成后切除了 N 端的甲硫氨酸。此外，有些新生肽段切除了含 N- 甲酰甲硫氨酸或甲硫氨酸的一个肽段。如人溶菌酶 C 在合成后切除了 N- 端的一个十八肽；膜蛋白、分泌蛋白前体的 N 端有一段信号肽，该信号肽在完成使命后被切除。

2. 蛋白激活 某些多肽链合成后，在特异蛋白水解酶的作用下，去除某些肽段或氨基酸残基，生成有活性的多肽。如由 256 个氨基酸残基构成的鸦片促黑素皮质素原（POMC）经水解可产生多种小分子活性肽（图 6–15）。

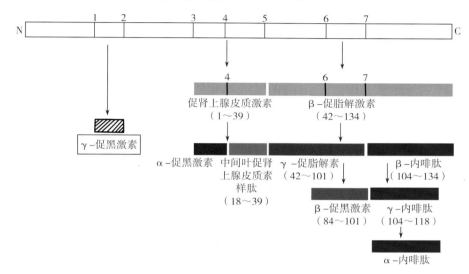

图 6–15 鸦片促黑素皮质素原（POMC）的水解加工

（二）氨基酸修饰

蛋白质是由 20 种氨基酸编码合成的，但目前发现在各种蛋白质中还有上百种非编码氨基酸，是编码氨基酸翻译后修饰的产物，对蛋白质功能有十分重要的作用。氨基酸修饰包括羟化、甲基化、羧化、磷酸化、甲酰化、乙酰化等。

1. 羟化（hydroxylation） 如胶原蛋白前体中的脯氨酸、赖氨酸的羟基化。

2. 甲基化（methylation） 既有 Lys、Arg、His、Gln 的 N- 甲基化，又有 Glu、Asp 的 O- 甲基化，均以 S- 腺苷甲硫氨酸为甲基供体，由甲基转移酶催化。其中赖氨酸（Lys）可以发生单甲基化、二甲基化、三甲基化，转化为一甲基赖氨酸、二甲基赖氨酸、三甲基赖氨酸；精氨酸（Arg）可以发生单甲基化、二甲基化，转化为一甲基精氨酸、二甲基精氨酸。组蛋白 Lys 甲基化是基因表达调控的一个环节，影响到染色质重塑、基因转录、基因印记。此外，蛋白质可以通过 N 端氨基酸甲基化抗蛋白酶水解，延长寿命。

3. 磷酸化（phosphorylation） 真核蛋白至少有 30% 是磷蛋白。磷酸化主要发生在特定丝氨酸、苏氨酸或酪氨酸残基的羟基上（1800∶200∶1）。许多酶和蛋白的化学修饰调节最常见的方式就是磷酸化，如糖原磷酸化酶 b 磷酸化激活，糖原合酶磷酸化抑制。磷酸化的氨基酸残基还可成为蛋白质的识别标志和停泊位点。

4. 乙酰化（acetylation） 人类蛋白质组中有 3600 个乙酰化位点。乙酰化是蛋白质多肽链 N 端最常见的化学修饰，真核生物约 50%（人类 >80%）蛋白质的 N 端都发生氨基酸残基的乙酰化修饰，如新合成的腺苷脱氨酶切除 N 端的甲硫氨酸之后，丙氨酸发生乙酰化。许多线粒体蛋白的乙酰化甚至不需要酶催化就可发生。组蛋白赖氨酸乙酰化参与染色质重塑。

5. 酰化（acylation） 又称脂化（lipidation）。某些蛋白质在翻译后需要在肽链的特定位点共价连接一个或多个疏水性的脂链，以增强与膜的结合能力或增进蛋白质之间的相互作用。酰化在真核生物中普遍存在。膜蛋白酰化多发生于内质网胞质面，如发生于半胱氨酸巯基、丝氨酸或苏氨酸羟基的棕榈酰化；发生于 G 蛋白、蛋白激酶 A、Sre 激酶的 N 端甘氨酸氨基的豆蔻酰化；发生于 Ras 蛋白 C- 端 Cys186 法尼基化。

（三）蛋白质糖基化

生物体内多数蛋白质如分泌蛋白和膜蛋白都是糖蛋白质。糖蛋白所含的糖基是在翻译后修饰阶段加接的，这一过程称为糖基化（glycosylation）。

糖基化机制包括单糖基化和寡糖基化；均有 N- 糖基化和 O- 糖基化两种形式。

1. N- 糖基化 N- 连接寡糖是通过 N- 糖苷键与特定的天冬酰胺（Asn）的酰胺基连接。这类寡糖大而复杂，多数是通过 N- 乙酰氨基葡萄糖（GlcNA，NAG)，又称 N- 乙酰葡萄糖胺，直接与 Asn 连接。N- 糖基化始于内质网腔，在高尔基体内继续进行。

2. O- 糖基化 O- 连接寡糖是通过 O- 糖苷键与特定丝氨酸 / 苏氨酸（Ser/Thr）的羟基连接。这类寡糖小而简单，通常只含 2 ～ 4 个糖基。分泌型糖蛋白的 O- 糖基化在高尔基体内进行，细胞内糖蛋白的 O- 糖基化在细胞质中进行。

胶原蛋白特定羟赖氨酸羟基通过 O- 糖苷键连接葡萄糖基或半乳糖基。

（四）蛋白质泛素化

泛素化（ubiquitination）是指用泛素标记靶蛋白，分为单泛素化和多聚泛素化。其中单泛素化（monoubiquitination）调节靶蛋白功能、活性或定向运输，多聚泛素化（polyubiquiti nation）介导靶蛋白被蛋白酶体（proteosome）识别并降解。

泛素（Ub）是在真核生物中普遍存在的一类高度保守的调节蛋白，由 76 个氨基酸构成，含有的 7 个赖氨酸和 C 端甘氨酸是最重要的保守残基。

泛素化系统包括泛素活化酶 E_1（ubiquitin-activating enzyme）、泛素结合酶 E_2（ubiquitin-conjugating enzyme）、泛素连接酶 E_3（ubiquitin ligase），此系统催化靶蛋白泛素化（图 6-16）。

1. 泛素活化 E_1 消耗 ATP 催化其活性中心的半胱氨酸巯基与泛素 C- 端甘氨酸的羧基形成硫酯键。

2. 泛素转移 泛素从 E_1 活性中心转移到 E_2 活性中心的半胱氨酸巯基上。

3. 泛素结合 E_3 催化泛素 C 端甘氨酸羧基与靶蛋白赖氨酸 ε- 氨基形成异肽键。

靶蛋白 N 端氨基酸残基种类影响是否发生泛素化，如蛋氨酸、丝氨酸抑制泛素化，天冬氨酸、精氨酸促进泛素化。

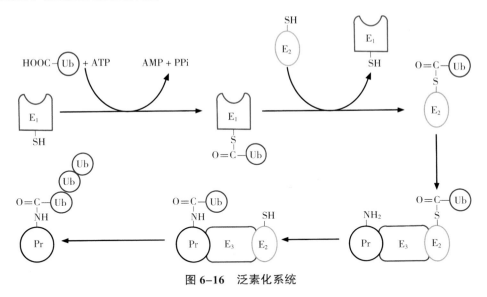

图 6-16　泛素化系统

二、空间结构的翻译后加工修饰

新生肽链经过折叠形成特定的空间结构才具有生物学活性。蛋白质的一级结构是其构象的基础。蛋白质多肽链能够自发折叠成稳定的天然构象。大多数蛋白质多肽链的折叠是在各种辅助蛋白帮助下进行的。已经阐明的辅助蛋白有折叠酶（foldase）类和分子伴侣（molecular chaperone）等。

（一）折叠酶

折叠酶包括蛋白质二硫键异构酶和肽 – 脯氨酸顺反异构酶。共价键异构是某些蛋白质折叠的关键步骤，需要相应折叠酶类的参与。

二硫键异构酶催化蛋白质中二硫键的形成，肽 – 脯氨酸顺反异构酶则催化蛋白质中肽 – 脯氨酰顺反异构体间的转变。

1. 蛋白质二硫键异构酶（protein disulfide isomerase，PDI）　位于内质网中，催化巯基与二硫键间的可逆转化反应，在蛋白质的折叠过程中通过催化底物蛋白半胱氨酸巯基形成正确的二硫键或断开错误的二硫键来帮助蛋白质正确折叠（图 6-17）。

二硫键是分泌蛋白和细胞膜蛋白空间构象的稳定因素。真核生物蛋白质的二硫键在粗面内质网中形成。

2. 肽 – 脯氨酰顺反异构酶（peptidyl–prolyl isomerase，PPlase）　催化蛋白质中脯氨酸亚氨基形成的肽键的顺反异构反应，将异构速度提高 10^4 倍以上。蛋白质的正确折叠取决于脯氨酸亚氨基形成肽键的顺反异构（图 6-18）。在新生肽链中该肽键均为反式结构，在成熟蛋白大约有 6% 的顺式构型存在于 β 转角中。

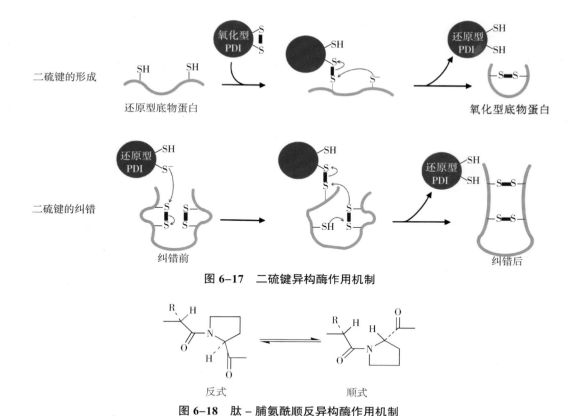

二硫键的形成
还原型底物蛋白
氧化型底物蛋白

二硫键的纠错
纠错前
纠错后

图 6-17　二硫键异构酶作用机制

反式　　　　　　　　顺式

图 6-18　肽 - 脯氨酰顺反异构酶作用机制

（二）分子伴侣

分子伴侣（molecular chaperone）是广泛存在于原核生物和真核生物的一类保守蛋白质。在细胞内帮助多肽链从非天然构象向天然构象的折叠及多亚基蛋白的组装。哺乳动物大概 50% 新生肽的折叠依赖分子伴侣。已经发现有许多分子伴侣家族参与蛋白质的折叠，如热休克蛋白 Hsp60、Hsp70、Hsp90。不同的分子伴侣作用机制不同，可分为 I 类分子伴侣和 II 类分子伴侣（图 6-19）。

1. I 类分子伴侣　如 Hsp70 家族，包括真核生物的 Hsp70 蛋白和大肠杆菌 DnaK，作用对象是能自发折叠的蛋白质，功能是结合富含疏水性氨基酸的未

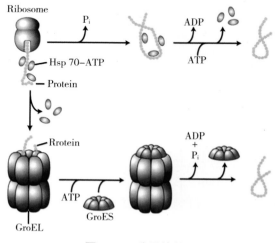

图 6-19　分子伴侣

折叠肽段，从而防止新生肽提前折叠、协助多亚基蛋白的组装、协助线粒体蛋白的跨膜运输。

Ⅰ类分子伴侣识别并结合新生肽富含疏水性氨基酸的未折叠肽段，使肽链呈伸展状态。因为暴露的疏水肽段具有一定的聚集倾向，会发生错误折叠形成无活性构象，所以正在合成的肽链与分子伴侣结合，可以防止发生错误折叠。

2. Ⅱ类分子伴侣 又称伴侣蛋白（chaperonin），是一类结构复杂的蛋白复合体。如GroEL，作用对象是不能自发折叠的蛋白质，功能是创造微环境，促进新生肽的正确折叠和亚基的正确聚合。

GroEL 由两个桶状七聚体构成，结合 ADP 形成紧张构象（T 构象），结合 ATP 形成松弛构象（R 构象）。初合成的多肽进入 GroEL–ADP 内腔，与内壁结合。GroEL–ADP 释放 ADP，结合 ATP。GroEL–ATP 促使蛋白质折叠，这一过程需要辅助分子伴侣GroES 七聚体协助。GroEL–ATP 水解其 ATP，转换成 GroEL–ADP，释放已经完成折叠的蛋白质（图 6–19）。

（三）亚基的聚合

具有两个或两个以上亚基的具有四级结构的蛋白质，经过翻译过程合成的只是几条多肽链。肽链合成后需通过非共价键将亚基聚合成多聚体，形成蛋白质的四级结构，才能发挥作用，如血红蛋白（$\alpha_2\beta_2$）、原核生物 RNA 聚合酶（$\alpha_2\beta\beta'\sigma$）。

（四）辅基的连接

结合蛋白质如脂蛋白、糖蛋白及各种带辅基的酶，合成后还需进一步与辅基连接，才能成为具有活性的天然蛋白质。

第四节　蛋白质的靶向转运

蛋白质在核糖体上合成后，必须定向输送到发挥功能的部位，称为蛋白质的靶向转运或分选。蛋白质合成后可保留在胞液、进入细胞器或分泌到细胞外。分泌到细胞外的蛋白质，称为分泌性蛋白质（secretory protein），如肽类激素、血浆蛋白、抗体蛋白等。分泌性蛋白质 mRNA 的 5′-端常编码一段富含疏水氨基酸的短肽，长 15 ～ 40 个氨基酸残基，这一短肽称为信号肽（signal peptide）或信号序列（signal sequence）。信号肽在成熟的分泌性蛋白质中并不存在，主要作用是引导合成的蛋白质到达功能部位（表 6–3）。

表 6–3　靶向输送蛋白质的信号序列

靶向输送蛋白	信号序列
分泌型蛋白	N 端信号肽
内质网腔蛋白	N 端信号肽
线粒体蛋白	N 端信号序列
核蛋白	核定位序列（–Pro–Pro–Lys–Lys–Lys–Arg–Lys–Val–）

续表

靶向输送蛋白	信号序列
过氧化物酶体	C 端 – Ser-Lys-Leu-
溶酶体蛋白	Man-6-P（6- 磷酸甘露糖）

信号肽共同的结构特点是 N 末端有数个带正电荷的碱性氨基酸残基，如精氨酸、赖氨酸；中间有 10 ~ 20 多个以疏水氨基酸残基，如亮氨酸、异亮氨酸等为主组成的肽段；在疏水氨基酸组成的肽段后是富含小分子氨基酸残基，如丙氨酸、甘氨酸等，这是信号肽酶识别和切割的部位。

不同蛋白质或不同物种之间的信号肽可以互通使用，如 A 蛋白的信号肽可将 B 蛋白引导到 A 蛋白的功能部位，因此信号肽对靶向输送起决定性作用。蛋白质的靶向输送除与信号肽有关外，还与蛋白质本身的结构有关。当蛋白质的氨基酸序列改变，即使信号肽不变也不能到达相应的功能部位。

一、分泌型蛋白质的靶向输送

在核糖体上合成的多肽链先由信号肽引导进入内质网腔被折叠成具有一定构象的蛋白质，再在高尔基复合体中被包装进入分泌小泡，移至细胞膜被分泌到细胞外。分泌型蛋白质进入到内质网腔需要多种蛋白质协同作用。

1. 当肽链合成大约 70 个氨基酸残基时，信号肽已经产生，细胞液中的信号肽识别颗粒（signal recognition particle，SRP）与信号肽、GTP、核糖体结合，形成 SRP- 多肽链 – 核糖体复合物，肽链合成停止。

2. SRP 引导此复合体移向内质网膜，与内质网膜上的 SRP 受体结合，核糖体大亚基与内质网膜上的核糖体受体结合，SRP 具有 GTP 酶活性，通过水解 GTP 而脱离复合体，肽链合成开始进行。

3. 正在合成的肽链在信号肽的引导下，通过肽转位复合物进入内质网腔，信号肽被位于内质网腔面的信号肽酶切除并被蛋白酶降解，分子伴侣如热休克蛋白 70 促进蛋白质折叠成熟（图 6-20）。

二、溶酶体蛋白的靶向转运

在粗面内质网的核糖体合成的溶酶体酶和溶酶体膜蛋白，转运至高尔基体的顺面（cis）进行糖基化修饰，加上 6- 磷酸甘露糖。6- 磷酸甘露糖是溶酶体蛋白靶向转运的信号，识别并结合位于高尔基体反面（trans）的 6- 磷酸甘露糖受体，将溶酶体蛋白包裹形成运输小泡，以出芽方式与高尔基体脱离。运输小泡与含有酸性内容物的分选小泡融合，分选小泡中较低的 pH 值使溶酶体蛋白与受体解离，被磷脂酶水解为甘露糖和磷酸。含有受体的膜片层通过出芽方式脱离分选小泡并返回高尔基体循环利用。溶酶体蛋白通过小泡之间的融合释放到溶酶体（图 6-21）。

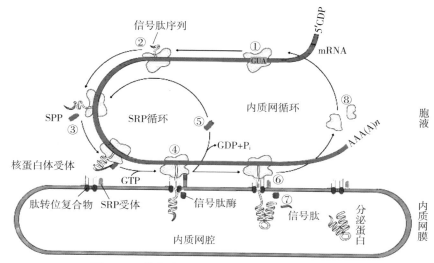

图 6-20 信号肽引导分泌型蛋白质进入内质网腔

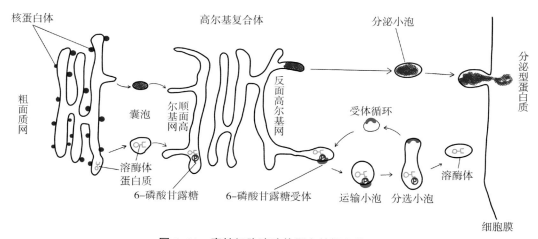

图 6-21 真核细胞溶酶体蛋白的靶向转运

三、线粒体蛋白的跨膜转运

线粒体蛋白前体在胞浆游离核糖体合成后输入线粒体，大部分定位基质，其他的蛋白质定位内膜、外膜或膜间隙。线粒体蛋白 N- 端有 12 ～ 30 个氨基酸残基构成的信号序列，称为导肽。

线粒体基质蛋白翻译后定位过程如下。

1. 线粒体前体蛋白在胞浆游离核糖体合成后释放到细胞液中。

2. 细胞液中的分子伴侣 Hsp70 或线粒体输入刺激因子（mitochondrial import stimulating factor，MSF）与前体蛋白结合，维持非天然构象阻止其聚集。

3. 前体蛋白通过信号序列识别、结合线粒体外膜的受体复合物。

4. 转运、穿过由线粒体外膜转运体（Tom）和内膜转运体（Tim）共同组成的跨内膜、外膜蛋白通道，以未折叠形式进入线粒体基质。

5. 前体蛋白的信号序列被线粒体基质中的特异蛋白水解酶切除，蛋白质分子自发或在分子伴侣帮助下折叠成天然构象的功能蛋白（图 6-22）。

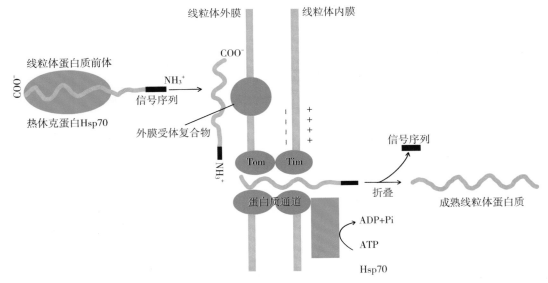

图 6-22　真核细胞线粒体蛋白的靶向转运

四、细胞核蛋白质的靶向转运

细胞核中的蛋白质包括组蛋白及复制、转录、基因表达调控相关的酶和蛋白因子等，都是在胞浆游离核糖体合成后通过核孔复合体靶向转运到细胞核。所有被输送到细胞核的蛋白质都含有核定位序列（nuclear localization signal，NLS）。与其他信号序列不同，NLS 可位于核蛋白的任何部位，NLS 在蛋白质进入核后不被切除。

蛋白质向核内输送过程需要 α、β 核输入因子（nuclear importin）和一种分子量较小的 GTP 酶结合蛋白（Ran 蛋白）。这 3 种蛋白质组成复合体停靠在核孔处，α、β 核输入因子组成的异二聚体可作为胞核蛋白受体，与 NLS 结合的是 α 亚基。

核蛋白定位过程如下。

1. 核蛋白在胞液游离核蛋白体上合成，并释放到细胞液中。

2. 蛋白质通过 NLS 识别结合 α、β 输入因子二聚体形成复合物，导向核孔复合体。

3. 依靠 Ran GTP 酶水解 GTP 释能，将核蛋白 - 输入因子复合物跨核孔转运入核基质。

4. 转位中，β 和 α 输入因子先后从复合物中解离，胞核蛋白定位于细胞核内。α、β 输入因子移出核孔再循环利用（图 6-23）。

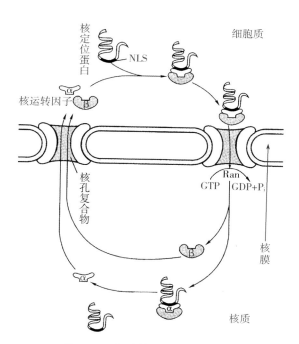

图 6-23 细胞核蛋白的靶向转运

第七章 基因表达调控

19 世纪 60 年代，遗传学家 G.Mendel 发现了决定和传递生物性状的遗传因子。1909 年，生物学家 W.Johannsen 提出"基因（gene）"的概念。1910 年，生物学家 Morgan 通过白眼果蝇的性连锁遗传实验，揭示了基因存在于染色体上，从而开启了探寻基因本质和机制的历程，使基因的化学本质、功能和基因表达的过程，以及基因表达调控的原理、特点、方式等逐渐被阐明。

第一节 基因表达调控的基本概念和原理

一、基因表达的概念

同一个体的不同组织细胞有相同的基因组（geneome）。基因组是细胞或生物体中一整套单倍体遗传物质的总和。病毒、原核生物基因组是单个染色体所含的全部基因。真核生物的基因组包括染色体基因组和核外基因组，其中染色体基因组来自两个亲本的不同配子，包含一整套染色体的全部 DNA。

基因表达（gene expression）是基因组中结构基因携带的遗传信息经过转录及翻译合成特定蛋白质的过程。基因表达的产物包括结构基因经转录、翻译及加工装配而产生的蛋白质，以及相应基因转录产生的 rRNA、tRNA 和 mRNA 等，细胞的生命活动都是由这些蛋白质和 RNA 共同完成的。在某一特定时期或成长阶段，基因组只有大约 10% ～ 15% 的基因处于表达状态。如大肠杆菌（*E.coli*）K–12 基因组有 4288 个基因，但已确定的基因表达产物仅 1000 种，38% 基因组 DNA 目前尚不知其功能。

基因表达是在调节机制下进行的，生物体随时调整不同基因的表达状态，以适应环境、维持生长和发育的需要。基因表达调控（gene expression regulation）是指生物体通过蛋白质 – 核酸、核酸 – 核酸及蛋白质 – 蛋白质相互作用，选择性、程序性和适度地控制基因表达开放或关闭及表达量多或少的过程。

二、基因表达的基本规律

在生物体生长、发育的不同阶段或同一个体的不同组织细胞中，基因开放的种类及程度差异，决定了生物体内蛋白质种类和数量的不同，表现为基因表达调控在空间和时间上的有序性，如胚胎发育的各个阶段，相应基因严格按时间顺序开启或关闭。

（一）基因表达的时间特异性

同一生物体基因组内基因根据人体生长、发育和细胞分化的需要，严格按时间顺序表达的规律称为时间特异性（temporal specificity）或者阶段特异性（stage specificity）。如人珠蛋白基因表达存在明显的时间特异性。人珠蛋白基因包括 α 珠蛋白基因和 β 珠蛋白基因两类。α 珠蛋白基因簇位于 16 号染色体，由 ξ、α 等 α 类亚基基因组成。β 珠蛋白基因簇则位于 11 号染色体，由 ε、G_γ、A_γ、δ 和 β 五个 β 类亚基基因按照发育顺序依次排列组成。胚胎发育早期，ξ 及 ε 基因短暂表达，产生 $\xi_2\varepsilon_2$ 等胚胎型珠蛋白，随后 ξ 及 ε 基因沉默，α 及 γ 基因激活，表达产生胎儿型血红蛋白 HbF（$\alpha_2\gamma_2$ 四聚体），胎儿出生前 β、δ 基因激活，直至 α、β 和 δ 基因完全激活，表达产生成年血红蛋白 HbA（稳定的 $\alpha_2\beta_2$ 四聚体结构）及 HbA_2（$\alpha_2\delta_2$ 四聚体）。γ 基因则将在出生后 25 周左右完全关闭。

（二）基因表达的空间特异性

多细胞生物中同一基因在不同组织或器官中的差异表达，称为基因表达的空间特异性（spatial specificity）或称组织特异性（tissue specificity）。同一个体内不同器官、组织或细胞内某一特定基因的表达差异称为差异基因表达（differential geexpression）。反映细胞内基因表达种类和强度的基因表达谱（gene expression profile），可决定细胞的分化状态和功能。如甲胎蛋白（alpha fetal protein，AFP）基因在正常人肝细胞中的表达水平极低，但当肝细胞发生恶性转化形成肝癌的过程中，AFP 基因被过度激活，出现高表达。临床上可用 AFP 作为肝癌早期筛查的重要指标。

三、基因表达的方式

当生物体赖以生存的内外环境，如温度、pH 等发生变化时，生物体的适应性主要通过基因表达调控来实现。根据基因表达随环境变化的情况，基因表达调控的基本方式可分为以下两类：

（一）组成性表达

组成性表达（constitutive expression）是指在生物体的大多数细胞中，在个体发育的任何阶段都能持续表达的方式。有些基因在生命全过程都是必需的而且在几乎所有细胞中持续表达，这类基因称为管家基因（housekeeping gene）。例如，三羧酸循环是物质代谢共同的代谢途径，催化该途径酶的编码基因属于管家基因。管家基因较少受环境因素影响，一般只受启动序列或启动子与 RNA 聚合酶相互作用的调控，基因的表达量较少变化，因此表达产物在不同的细胞中总保持一定的浓度。管家基因多是生命过程必需的基因，如细胞基本组成成分和细胞基本代谢相关的基因通常以组成性表达方式编码相应蛋白，以维持细胞基本功能。

（二）适应性表达

适应性表达（adaptive expression）是指基因的表达水平随生长发育和环境变化而变化，这类基因称为奢侈基因（luxury gene）。在特定环境信号的刺激下，基因表达相应地开放或增强，这种表达方式称为诱导表达（induction expression）。在特定环境信号刺激下，基因表达关闭或抑制，称为阻遏表达（repression expression）。呈诱导表达的基因称为可诱导基因，呈阻遏表达的基因称为可阻遏基因。诱导和阻遏是生物体为适应环境变化而产生的。

在不同环境信号的刺激下，同一基因的应答方式可能截然相反。如细菌培养基中存在足量的葡萄糖时，细菌中乳糖代谢相关酶的基因呈现阻遏表达。但当培养基中缺乏葡萄糖，由乳糖取而代之时，细菌中乳糖代谢相关酶基因则会出现诱导表达。

（三）协同表达

基因组中功能相关的一组基因，无论是诱导表达还是阻遏表达，都需要协调一致、共同表达，称为基因的协同表达（coordinate expression）。对协同表达的调节称为协调调节。多细胞生物生长发育的全过程均需要通过基因表达的协调调节来实现。

四、基因表达调控的生物学意义

基因表达调控的生物学意义主要是为了适应环境的变化，满足人体生长、发育、繁殖的需要，以及维持个体发育与分化。

生物体赖以生存的外环境是不断变化的。从低等生物到高等生物、人体中所有活细胞调节代谢不断适应外环境的改变。这种适应能力总是与某种或某些蛋白质有关。细胞内某种功能的蛋白质有或无、多或少等变化是由编码基因表达与否、表达水平高低等状况决定的。在原核生物、单细胞生物调节基因的表达是为适应环境、维持生长和细胞分裂，在高等生物中也普遍存在适应性表达方式。如经常饮酒者体内醇氧化酶活性高，与相应基因表达水平升高有关。

在多细胞个体生长、发育的不同阶段，细胞中的蛋白质种类和含量差异很大。在同一生长发育阶段，不同组织器官内蛋白质分布存在很大差异，是调节细胞表型的关键。如红细胞中的血红蛋白，在个体不同发育阶段中，有 α、β、γ、δ、ε 和 ζ 之分；神经细胞分化为神经元、星形胶质细胞和少突胶质细胞等各个阶段中，其表型标志抗原和形态均有显著差异。高等哺乳类动物各种组织、器官的发育、分化都是由特定基因控制的。当某种基因缺陷或表达异常时，就会出现相应组织或器官的发育异常。

五、基因表达调控的多层次性

基因表达是 RNA 或蛋白质合成的过程，包括 RNA 转录和蛋白质翻译等诸多环节。任何环节出现异常都会影响基因表达。因此，基因表达调控体系是由多层次、多环节的复杂成分组成。原核生物的基因表达调控主要在转录和翻译水平进行。与原核生物不同，真核生物由于基因组庞大，基因表达调控的环节更为复杂、精细，调控环节涉及染色质活化、转录起始、转录后加工、转录产物由胞核向胞质的转运、翻译起始、翻译后加工等。如基因表达产物蛋白质可在以下 7 个层次上进行调节：mRNA 初始转录产物合成、mRNA 的转录后加工、mRNA 的降解、蛋白质的生物合成、蛋白质翻译后加工、蛋白质的分泌和定向输送、蛋白质降解。其中，转录起始是基因表达的基本控制点。

第二节　转录水平调控的基本要素

基因表达转录水平的调控与基因的结构、性质，生物个体或细胞所处的内环境、外环境，以及细胞内所存在的转录调节蛋白有关。

一、调控序列

调控基因表达的 DNA 序列称为调控序列（regulatory sequence），调控方式有顺式调节和反式调节。结构基因由位于同一 DNA 分子上相邻调控序列进行调节的方式称为顺式调节（cis-regulation）。毗邻所调控的结构基因起顺式调节作用的 DNA 序列称为顺式作用元件（cis-acting element）。顺式作用元件通常位于结构基因的上游。顺式作用元件没有编码功能，但能决定结构基因表达的类型和表达活性。根据其功能的差异，顺式作用元件可分为启动子（promoter）、增强子（enhancer）、沉默子（silencer）等。

反式调节指调控序列远离所调控的基因，通过表达蛋白质产物来调控基因表达，这类调控序列被称为反式作用元件（trans-acting element）。反式作用元件不仅能调控同一 DNA 结构基因，还能调控不在一条染色体或一条 DNA 链上的结构基因的表达。与顺式作用元件不同，反式作用元件能编码蛋白质，编码产物称为反式作用因子（trans-acting factor），能特异性结合顺式作用元件，共同完成对基因表达的精细调控。反式作用因子多数是调节蛋白，研究发现，细胞中还存在 RNA 通过反式调节影响基因表达的现象，如 microRNA、lncRNA 对基因表达的调控作用。

（一）原核生物的调控序列

原核生物基因表达调控是通过操纵子机制实现的。操纵子（operon）通常由两个以上的编码序列与启动序列（promoter，P）、操纵序列（operator，O）以及其他调节序列在基因组中串联组成。一个操纵子转录产生一个 RNA 分子，该 RNA 分子包含全部结构基因转录形成的多个蛋白质编码序列，称为多顺反子（polycistran）mRNA。由于操纵子中相关结构基因共同使用一个启动子，这些基因的协调表达就通过调控启动子活性来实现。比较 E.coli 及一些细菌启动序列，发现在 –10 区域和 –35 区域分别有一段共有序列（consensus sequence），–10 区域又称 Pribnow 盒（TATAAT），–35 区域又称 Sextama 盒（TTGACA）（图 7–1）。–35 区域是 RNA 聚合酶识别和初始结合位点，–10 区域是 RNA 聚合酶紧密结合位点。

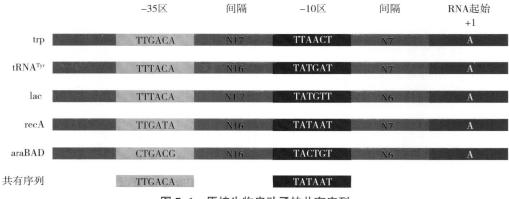

图 7-1　原核生物启动子的共有序列

操纵序列与启动序列毗邻或接近，其 DNA 序列常与启动序列交错、重叠，是原核生物阻遏蛋白的结合位点。当阻遏蛋白与操纵序列结合会阻碍 RNA 聚合酶与启动序列的结合，或使 RNA 聚合酶不能沿 DNA 向前移动，阻遏转录，介导负性调节。原核操纵子调节序列中还有分解代谢物基因激活蛋白（catabolite gene activator protein，CAP）结合位点，可与 CAP 结合，使 RNA 聚合酶活性增强，使转录激活，介导正性调节。

（二）真核生物的调控序列

参与真核生物基因转录调节的 DNA 序列比原核生物复杂。调控序列是指能被调控蛋白特异性识别和结合的顺式作用元件，包括启动子、增强子、沉默子等。

1. 启动子　真核生物的启动子有三类，包括Ⅰ型启动子、Ⅱ型启动子和Ⅲ型启动子，在转录因子作用下分别与三种 RNA 聚合酶识别并结合。其中Ⅱ型启动子为 mRNA 的启动子，包含核心启动子元件（core promoter element，CPE）和上游启动子元件（upstreum promoter element，UPE）。CPE 是启动转录所必需的 DNA 序列，通常包括 TATA 盒、转录起始点、起始子（initiator element，Inr）和下游启动子元件（downstream promoter element，DPE）。TATA 盒共有序列是 TATAAAA，是转录因子结合的部位，能确定转录起始位点。UPE 通常包括 GC 盒（GGGCGG）和 CAAT 盒（GCCAAT），能与相应的转录因子结合提高或改变转录启动效率（图 7-2）。与原核生物不同，真核生物 RNA 聚合酶不能直接结合启动子，必须依赖一系列转录因子在启动子附近有序装配，与 RNA 聚合酶、DNA 模板结合形成转录起始复合体，转录才能启动。

还有很多启动子并不含 TATA 盒，这类启动子分为两类：一类为富含 GC 的启动子，最初发现于一些管家基因中，这类启动子一般含数个分离的转录起始点；另一类启动子既不含 TATA 盒，也没有 GC 富含区，这类启动子可有一个或多个转录起始点，大多转录活性很低或根本没有转录活性，在胚胎发育、组织分化或再生过程中受到调节。

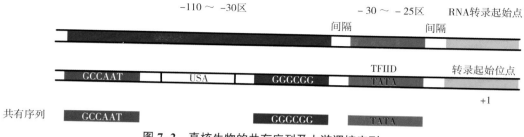

图 7-2 真核生物的共有序列及上游调控序列

2. 增强子 真核生物基因中促进转录的调控序列称为增强子（enhancer）。位于真核基因的远端调控区（远离转录起始点 1 ～ 30kb），效应与距离及序列方向无关，但需依赖特定的启动子和转录因子的共同作用才能发挥增强效应。增强子对启动子没有严格的专一性，但如缺乏特定启动子，增强子不能表现其活性。从结构看，增强子含有一个或多个独立的核心序列，这些序列是特定转录因子结合 DNA 的功能组件。增强子结合组织细胞内特定转录因子说明增强子具有组织特异性。若细胞中缺乏某种特定转录因子，增强效应则会丧失，基因转录活性降低。增强子还受外部信号的调控，如金属硫蛋白的增强子，对环境中的 Zn^{2+}、Cr^{3+} 浓度敏感。此外，一个 mRNA 基因上有多个增强子协同作用，会使增强子效应叠加。要使增强子失活必须在多个位点上造成突变。

3. 沉默子 真核生物基因中阻遏转录的调控序列称为沉默子（silencer）。沉默子结合特异的调节蛋白，能解除增强子的正调控。沉默子与增强子协同作用决定基因表达的时空秩序。

二、调节蛋白

调节蛋白（regulatory protein）是反式作用因子中最常见、最重要的一类，能直接或间接作用于 DNA 或 RNA 等核酸分子，调控基因表达。调节蛋白具有特定的空间结构，通过特异性结合顺式作用元件或依赖蛋白质间相互作用而产生调控效应。

调节蛋白的效应有以下两种。

1. 正调节 正调节（positive regulation）是指调节蛋白结合顺式作用元件后呈现基因表达增强的效应，又称为正调控。起正调控作用的调节蛋白即正调控反式因子。

2. 负调节 负调节（negative regulation）是指调节蛋白结合顺式作用元件后呈现基因表达阻遏的效应，又称为负调控。起负调控作用的调节蛋白即负调控反式因子。

RNA 聚合酶属于反式作用因子，原核生物的 RNA 聚合酶能直接结合启动子，发挥启动转录的作用。真核生物的 RNA 聚合酶则需要其他反式作用因子协助，才能与启动子结合。除 RNA 聚合酶外，细胞中还存在数量众多的反式作用因子，协同作用调节基因转录。既可以是 DNA 结合蛋白，也可彼此结合形成蛋白质二聚体或多聚体。

（一）原核生物的调节蛋白

原核生物基因调节蛋白分为特异因子、阻遏蛋白和激活蛋白。

1. 特异因子　特异因子决定 RNA 聚合酶对启动序列的特异性识别和结合能力，如 RNA 聚合酶的亚基。

2. 阻遏蛋白　阻遏蛋白（repressor）是在转录水平对基因表达产生负调控作用的蛋白质，在一定条件下，结合特异 DNA 序列——操纵序列，阻遏基因转录。阻遏蛋白介导的负性调节机制在原核生物普遍存在。

3. 激活蛋白　激活蛋白（activator）可结合启动序列邻近的 DNA 序列，促进 RNA 聚合酶与启动序列的结合，增强 RNA 聚合酶活性，促进基因转录，如 CAP 蛋白。某些基因在没有激活蛋白存在时，RNA 聚合酶很少或不能结合启动序列。原核生物的调节蛋白都是 DNA 结合蛋白。

（二）真核生物的调节蛋白

真核生物的调节蛋白大多数以反式作用调节基因转录。在真核生物基因中，凡能与顺式作用元件相互作用，并影响基因表达的调节蛋白，统称为反式作用因子（trans-acting factor），简称反式因子（trans-factor），又称为转录因子（transcription factor，TF）。这类转录调节蛋白能直接或间接与顺式元件相互作用，具有激活转录效应的称为正调控反式因子，具有阻遏转录效应的称为负调控反式因子。根据反式作用因子的功能，将反式作用因子分为基本转录因子、转录调节因子和共调节因子。

1. 基本转录因子　基本转录因子又称通用转录因子（general transcription factor，GTF），识别并结合启动子元件并启动转录。RNA 聚合酶须借助多种通用转录因子的作用，才能结合启动子元件，启动转录。通用转录因子对所有基因都是必需的。转录起始阶段，与 RNA 聚合酶 II 结合的 II 型转录因子包括 TF II A、TF II B、TF II D、TF II E、TF II F、TF II H，其中 TF II D 是识别核心启动子元件 TATA 盒的转录因子，通过与其他转录因子结合，协助 RNA 聚合酶 II 与启动子的结合，促进转录起始复合体构象的变化，激活 RNA 聚合酶 II，启动 RNA 合成。

2. 转录调节因子　结合靶基因的顺式作用元件如增强子、沉默子，调控特定基因转录活性的转录因子为转录调节因子（transcription regulation factor），又称为特异转录（special transcription factor）因子。激活转录作用的称为转录激活因子（transcription activator）；抑制转录作用的称为转录阻遏因子（transcription repressor）。转录激活因子结合增强子，转录阻遏因子结合沉默子。转录调节因子是基因适应性表达调控的关键分子，可决定细胞内基因表达的时空秩序，与机体的生长发育和细胞间信号转导相关。某些信号分子如激素的细胞内受体可作为转录调节因子，与顺式作用元件（激素应答元件）结合，调节靶基因转录。

3. 共调节因子　不直接结合 DNA，而是通过蛋白质 - 蛋白质相互作用与转录调节因子、RNA 聚合酶、通用转录因子结合而调控转录的蛋白质称为共调节因子（mediator），其中与转录激活因子具协同效应的称为共激活因子（coactivator），又称为辅激活物），与转录阻遏因子具协同效应的称为共阻遏因子（corepressor），又称为辅阻遏物）。

（三）调节蛋白的结构

真核细胞中存在种类繁多的转录因子，不同的转录因子参与转录过程不同，发挥不同的功能。转录因子通过特定的蛋白质模体形成不同的功能结构域，包括 DNA 结合结构域（DNA binding domain）、转录激活结构域（transcriptional activation domain）及与蛋白质相互结合结构域（protein binding domain）。

1. DNA 结合结构域　DNA 结合结构域（DNA binding domain）通常由 60～100 个氨基酸残基组成，最常见的 DNA 结合结构域结构形式是锌指结构（zinc finger）（图 7-3）及碱性氨基酸形成的 α-螺旋，如碱性亮氨酸拉链结构（basic leucine zipper）（图 7-4）。当调节蛋白的一段 α-螺旋落入 DNA 的大沟或小沟时，螺旋中某些氨基酸残基的侧链与 DNA 中的某些碱基形成氨基酸与碱基之间的相互联系，即 DNA-蛋白质复合物。

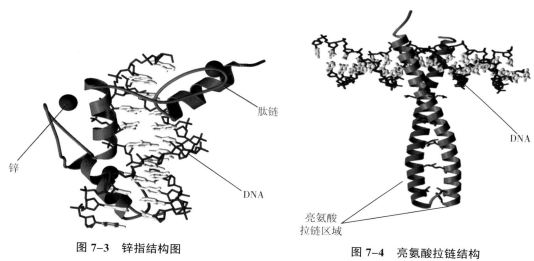

肽链

锌

DNA

DNA

亮氨酸
拉链区域

图 7-3　锌指结构图　　　　　图 7-4　亮氨酸拉链结构

2. 转录激活结构域　转录激活结构域（transcription activation domain）由 30～100 个氨基酸组成。根据氨基酸组成特点，转录激活域有酸性激活结构域（acidic activation domain，AAD）、谷氨酰胺富含域（glutamine-rich domain，GD）及脯氨酸富含域（proline-rich domain，PD），活化区可能通过非特异地与启动复合物的成分相互作用而发挥其转录活化功能。

（1）酸性激活结构域　酸性激活结构域（AAD）是富含酸性氨基酸的保守序列，该序列多折叠成带负电荷的 β-折叠，可能通过与 TFⅡD 的非特异性结合，协助转录起始复合体的装配，激活转录。AAD 的转录激活作用是由氨基酸残基所带的负电荷决定的，增加酸性结构域的负电荷数目能提高转录激活效率。酵母转录激活因子 GAl4、糖皮质激素受体和 Ap-1、Jun 等转录激活因子含有酸性激活结构域。

（2）富含谷氨酰胺结构域　转录激活因子 Sp-1 的 N-末端含有 2 个主要的转录激活区，氨基酸组成中有 25% 的谷氨酰胺，很少有带电荷的氨基酸残基。酵母的 HAP-1、

HAP-2 和 GAL-2，以及哺乳动物的 OCT-1、OCT-2、Jun、AP-2 和 SRF 也含有这种结构域。

（3）富含脯氨酸结构域 CTF 家族（包括 CTF-1、CTF-2、CTF-3）的 C 端存在一个富含脯氨酸结构域，含有 20%～30% 的脯氨酸残基，与转录激活功能有关。

3. 蛋白质 – 蛋白质相互作用结构域 最常见的是二聚化结构域，两分子单体（monomer）通过一定结构域结合成二聚体，如碱性亮氨酸拉链及碱性的螺旋 – 环 – 螺旋结构。

三、RNA 聚合酶

原核生物和真核生物均以 DNA 指导的 RNA 聚合酶催化合成 RNA。DNA 元件与调节蛋白对转录激活的调节作用最终决定 RNA 聚合酶活性。启动子的结构、调节蛋白的性质对 RNA 聚合酶活性影响很大。

（一）启动子与 RNA 聚合酶活性

启动子（promoter）是由转录起始点、RNA 聚合酶结合位点及控制转录的调节元件组成。真核启动子比原核结构更复杂，不同基因的启动子核苷酸序列明显不同，与 RNA 聚合酶的亲和力也不同，因此启动子有强启动子和弱启动子。启动子核苷酸序列影响与 RNA 聚合酶的亲和力，而亲和力大小则直接影响转录启动的频率。例如，$E.coli$ 的某些基因每秒钟转录 1 次，而另一些基因每代才转录 1 次，这种差异被认为是启动子不同所致的。在缺乏调节蛋白的情况下，不同碱基序列的两个启动子的转录频率可能相差 1000 倍以上。如前所述，$E.coli$ 的启动子在 –10 和 –35 区域有 TATAAT 和 TTGACA 共有序列。如果维持其共有序列，启动子与 RNA 聚合酶的亲和力最强，转录启动频率也最高，如果共有序列被置换为非共有序列，则会减弱启动子与 RNA 聚合酶的亲和力，转录启动频率也降低。而真核 RNA 聚合酶单独存在时与启动子的亲和力极低或无亲和力，必须与基本转录因子形成复合物才能与启动子结合。因此，除启动子序列之外，真核 RNA 聚合酶活性与存在的基本转录因子、转录调节因子、共调节因子等有关。

（二）调节蛋白与 RNA 聚合酶活性

许多基因与管家基因不同，基因产物浓度随环境信号变化而变化。这些基因由启动子决定基础转录频率，一些特异调节蛋白在适当环境信号刺激下在细胞内表达，随后这些调节蛋白通过 DNA– 蛋白质相互作用、蛋白质 – 蛋白质相互作用影响 RNA 聚合酶活性，从而使基础转录频率发生改变，表达水平发生变化。诱导剂、阻遏剂等小分子信号所引起的基因表达都是通过使调节蛋白分子构象改变，通过 DNA– 蛋白质相互作用直接调节或蛋白质 – 蛋白质相互作用间接调节 RNA 聚合酶启动转录过程。

第三节　原核生物基因表达调控

原核生物没有细胞核及亚细胞器结构，基因组结构也较真核生物简单得多。原核生物基因表达调控包括 DNA 合成水平、转录水平的调控和翻译水平的调控。转录水平的调控是对 RNA 的合成时机、合成水平的调控，操纵子是原核生物基因的基本转录单位，乳糖操纵子和色氨酸操纵子已经成为研究原核生物基因表达调控的经典模型。

一、乳糖操纵子

葡萄糖是大肠杆菌的主要能源，当环境中有葡萄糖时，大肠杆菌会优先利用葡萄糖，这种现象称为葡萄糖效应（glucose effect）。当葡萄糖耗尽时，大肠杆菌会停止生长，经过短暂适应，转而利用其他糖。

1960 年，Jacob 和 Monod 等提出操纵子模型，该模型被视为阐述原核生物基因转录调控机制的经典模型。

（一）乳糖操纵子的结构

E. coli 乳糖操纵子（*lac* operon）有 3 个结构基因 Z、Y、A（图 7-5），分别编码 β-半乳糖苷酶（β-galactosidase）、乳糖通透酶（lactose permease）、硫代半乳糖苷转乙酰基酶（thiogalactoside transacetylase），上游还包含启动序列（P）、操纵序列（O）、调节基因（I）和 CAP 结合位点。由 P 序列、O 序列和 CAP 结合位点共同构成乳糖操纵子的调控区。I 基因编码阻遏蛋白，与 O 序列结合后，阻遏结构基因转录。

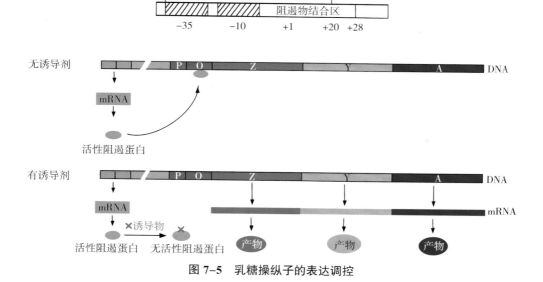

图 7-5　乳糖操纵子的表达调控

（二）阻遏蛋白的负性调节

1. 在环境中无乳糖存在时，I 基因编码产生的阻遏蛋白与 O 序列结合，阻碍 RNA 聚合酶与 P 序列的结合，抑制转录的启动，乳糖操纵子处在阻遏状态。

2. 当环境中有乳糖存在时，乳糖经通透酶的作用进入细胞，再经细胞内已有的少量 β－半乳糖苷酶催化，产生别乳糖（allolactose）。别乳糖作为诱导剂与阻遏蛋白结合，使阻遏蛋白构象改变而与 O 序列解聚，启动结构基因转录，乳糖操纵子即被诱导（图 7-5）。异丙基硫代半乳糖苷（isopropylthiogalactoside, IPTG）是一种作用极强的诱导剂，不被细菌代谢，因此被实验室广泛应用。

乳糖　　　　　　　　　　　　　　　　　　　别乳糖

（三）CAP 的正性调节

野生型 *lac* 启动序列为弱启动序列，RNA 聚合酶与之结合的能力很弱，只有 CAP 蛋白结合到启动序列上游的 CAP 结合位点后，才能促使 RNA 聚合酶与启动序列结合进行有效转录（图 7-6）。CAP 是同二聚体，分子内含有 DNA 结合区及 cAMP 结合位点，CAP 蛋白需与 cAMP 结合成 cAMP-CAP 复合物后才能结合到乳糖操纵子 CAP 位点。

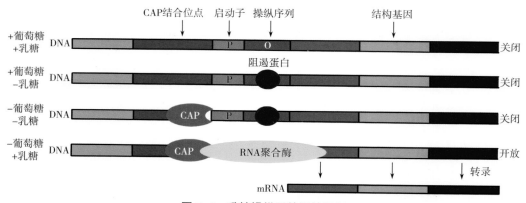

图 7-6　乳糖操纵子的调控机制

1. 当环境中葡萄糖充足时　葡萄糖代谢产物抑制细胞腺苷酸环化酶，激活磷酸二酯酶，使 cAMP 浓度降低，cAMP-CAP 复合物减少，结合到 CAP 位点效率低，导致 *lac* 操纵子转录受阻，表达下降。

2. 当环境中缺乏葡萄糖时　cAMP 浓度高，cAMP-CAP 复合物增加，该复合物结合在 *lac* 启动序列附近的 CAP 位点效率高，可募集 RNA 聚合酶，可使转录效率在基础转录水平上提高 50 倍。

(四）双重调节

对于 *lac* 操纵子来说，CAP 蛋白是正性调节因子，*lac* 阻遏蛋白是负性调节因子。两种调节机制根据环境中存在的葡萄糖或乳糖水平协调调节 *lac* 操纵子的表达。当 *lac* 阻遏蛋白封闭转录过程时，CAP 蛋白对该系统不能发挥作用；但是如果没有 CAP 蛋白加强转录活性，即使阻遏蛋白从操纵序列上解聚仍无转录活性。两种机制相辅相成、互相协调、相互制约。

lac 操纵子的负性调节可以解释只有乳糖存在时，细菌是可以利用环境中的乳糖作为碳源的。若环境中葡萄糖或葡萄糖和乳糖共同存在时，葡萄糖通过降低 cAMP 浓度，阻碍 cAMP 与 CAP 蛋白结合而抑制 *lac* 操纵子转录，使细菌只能利用葡萄糖。葡萄糖对 *lac* 操纵子的阻遏作用称分解代谢阻遏（catabolic repression）。在既存在乳糖又缺乏葡萄糖时，*lac* 操纵子的诱导作用最强。

二、色氨酸操纵子

大肠杆菌 *E. coli* 可用分支酸合成色氨酸，合成过程由 3 种酶 5 种活性中心催化。相应的 5 种编码基因构成色氨酸操纵子（*trp* operon），其表达受抑制调控和衰减调控双重负调控，调控幅度高达 700 倍。

（一）色氨酸操纵子的结构

E.coli 的色氨酸操纵子有 5 个结构基因：*trpE*（1560bp）、*trpD*（1593bp）、*trpC*（1365bp）、*trpB*（1191bp）和 *trpA*（804bp），编码用于合成色氨酸的三种酶，上游调控区由启动序列 *trpP*（60bp）、操纵序列 *trpO*（21bp）和前导序列 *trpL*（162bp）组成。*trpR* 基因是调节基因，编码 *trpR* 阻遏蛋白。*E. coli* 的 *trp* 操纵子是阻遏型操纵子。

（二）色氨酸操纵子的阻遏调控

1. 当环境中缺乏色氨酸时，阻遏蛋白不能结合 *trpO* 序列，操纵子基因开放，开始转录。

2. 当环境中色氨酸充足时，色氨酸作为辅阻遏物，与 *trpR* 阻遏蛋白结合而使之活化，可结合 *trpO* 序列，阻断基因转录（图 7-7）。

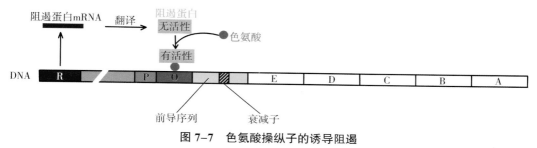

图 7-7 色氨酸操纵子的诱导阻遏

（三）色氨酸操纵子的衰减调控

阻遏机制对于色氨酸合成基因的表达只是个开关，决定转录是否启动。一旦转录开始，转录速率受转录衰减（transcription attenuation）调控或称弱化调控（图 7-8）。

研究发现，在 *trpO* 和 *trpE* 基因的起始密码子之间有长约 162bp 的 DNA 片段称为前导序列 *trpL*。前导序列 *trpL* 含 4 个可以形成互补发夹结构的特殊区段，分别为序列 1（45bp）、序列 2（20bp）、序列 3（14bp）和序列 4（9bp）。其中序列 3 与 4 互补形成衰减子（attenuator）。在前导序列的转录产物 mRNA 中，序列 1 编码一个 14aa 的前导肽（leader peptide），其中第 10、11 号是连续两个色氨酸。序列 1 与 2、2 与 3、3 与 4 均可以通过碱基配对形成发夹结构，序列 4 之后是连续 7 个 U。如果序列 3-4 配对形成发夹结构，就形成不依赖于 ρ 因子的转录终止子结构即衰减子结构（attenuator structure）。

转录和翻译偶联是衰减调控的基础，色氨酰 tRNA 水平的变化是衰减调控的信号。

1. 当细菌体内色氨酸浓度很高时，Trp-tRNA^{Trp} 供给充足，因为编码前导肽的序列 1 中的第 10 和第 11 密码子都是色氨酸密码子，核糖体很快通过编码序列 1，封闭序列 2。转录偶联翻译过程导致序列 3 与序列 4 形成衰减子结构，使 RNA 聚合酶脱落，转录终止。

2. 当色氨酸缺乏时，Trp-tRNA^{Trp} 供给不足，核糖体翻译停止在序列 1 中的 2 个色氨酸密码子位点，序列 2 与序列 3 形成发夹，使序列 3、4 不能形成衰减子结构，基因转录继续进行，最终合成约 7000nt 的全长 mRNA。

转录衰减实质上是通过前导肽的翻译控制转录的进程。

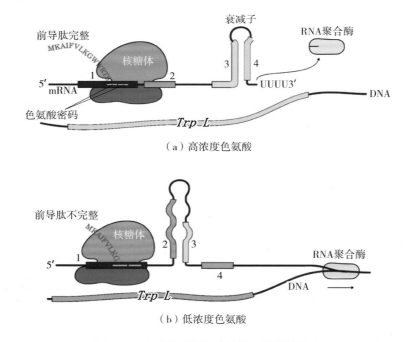

（a）高浓度色氨酸

（b）低浓度色氨酸

图 7-8　衰减子对色氨酸操纵子转录的影响

（四）色氨酸操纵子的双重负调控

色氨酸操纵子中的操纵序列和衰减子可以起到双重负调节作用。衰减子可能比操纵序列更灵敏，只要色氨酸增多，即使不足以诱导阻遏蛋白结合操纵序列，也足以使大量的 mRNA 转录提前终止；反之，当色氨酸减少时，即使失去了诱导阻遏蛋白的阻遏作用，只要还可以维持前导链的合成，仍会阻止转录，可以防止色氨酸积累和过多地消耗能量。

转录衰减是原核生物特有的基因调控机制。多种氨基酸生物合成的操纵子都有类似的衰减机制做精细调节以满足细胞的需要。比如苯丙氨酸操纵子中前导肽的 15 个氨基酸中含有 7 个苯丙氨酸残基；组氨酸操纵子的前导肽中含有 7 个相连的组氨酸残基；亮氨酸操纵子的前导肽中含有 4 个亮氨酸残基。

三、原核生物基因表达调控的特点

原核生物基因表达存在着多级调控，如转录（起始、延伸、终止）、翻译调控、RNA 和蛋白质的稳定性等，转录水平尤其是转录起始及延伸是基因表达调控最重要的环节。

（一）σ 因子特异性

在原核生物细胞转录过程中，σ 因子与核心酶结合构成全酶，参与转录起始，σ 因子起到特异性识别启动序列的作用；而游离的 σ 因子本身并不直接结合特定的 DNA。不同的 σ 因子可以竞争性结合 RNA 聚合酶，决定特异基因的转录激活，决定不同 RNA 的转录。因此，原核生物在转录水平的调控主要取决于转录起始速度，即主要调节转录起始复合物形成的速率。

（二）操纵子模型的普遍性

原核生物绝大多数基因按功能相关性成簇的串联、密集在染色体上，共同组成 1 个转录单位——操纵子，如乳糖操纵子、色氨酸操纵子等。因此，操纵子机制在原核基因调控中具有较普遍的意义。

（三）操纵子调节的整体协调性——多顺反子

1 个操纵子只含 1 个启动序列及数个可转录的编码基因。通常编码基因为 2 ～ 6 个，有的多达 20 个以上，在同一启动序列控制下，可转录出多顺反子（polycistron）mRNA。原核基因的协调表达是通过调控单个启动序列的活性来完成的。

可诱导调控操纵子的基因表达产物一般是营养物质分解代谢的酶系。营养物质丰富则基因开放；营养物质缺乏则基因关闭。合成代谢的酶系如色氨酸操纵子受到操纵序列和衰减子的双重负调节作用。通过操纵子整体的协调调控，生物体可利用有限的生活资源，合成最必需的物质，不合成暂不必需的物质。

（四）基因表达存在正调控和负调控

原核生物基因表达调控依赖调节蛋白与调控序列的直接结合。阻遏蛋白与调控序列结合，阻遏基因表达，为负调控。激活蛋白与调控序列结合，促进基因表达，为正调控。原核生物中负调控和正调控都存在，但以负调控为主。根据负调控的终效应不同，可将负调控分为两种方式：阻遏蛋白与操纵序列直接结合，基因表达被阻遏，称为负调阻遏。一些小分子效应物调节阻遏蛋白与操纵序列的结合，如效应物结合阻遏蛋白，改变其构象，降低阻遏蛋白与操纵序列的亲和力，从而解除阻遏蛋白对基因表达的阻遏效应，这一调控模式称为负调诱导。

（五）某些基因表达存在衰减子调控

原核生物中合成某些氨基酸或核苷酸的酶基因表达存在衰减子介导的精密调控机制。

第四节　真核生物基因表达调控

真核生物几乎都是多细胞生物，细胞在个体生长发育过程中分化，形成各种组织和器官，其形态、结构和功能比原核生物复杂得多。基因表达调控发生在染色质活化、基因转录激活、转录后加工、翻译及翻译后加工等水平，比原核生物也复杂得多。

一、真核生物基因组特点

（一）基因组结构庞大

真核生物的基因组比原核生物基因组要大，结构更复杂。人类的单倍体基因组由 3×10^9 bp 核苷酸组成，含有 2.6 万～ 3.9 万个基因，具有多个复制起始点。

（二）染色体 DNA 形成染色体结构

真核生物的基因组 DNA 与蛋白质结合形成染色体，储存在细胞核中。真核生物都有一定的染色体数目，体细胞基因组是双倍体，配子如精子和卵子为单倍体。

（三）单顺反子

真核生物基因由一个结构基因与相关调控区组成，转录产物为单顺反子（monocistron），翻译生成 1 条多肽链。而原核生物大多数基因按功能相关性串联形成操纵子，转录生成的 mRNA 是多顺反子（polycistron），编码多个蛋白质。

（四）重复序列

真核生物的基因组普遍存在大量重复序列。重复频率可高达数百万次。根据重复频率将重复序列分为 3 类。

1. 高度重复序列 高度重复序列（highly repetitive sequence）或简单序列（simple-sequence）也称卫星 DNA（satellite DNA），在基因组中呈串联重复或方向重复排列，占全部 DNA 的 10%，重复序列由不到 10 个碱基对构成，在染色体中重复出现至少上百万次，多处于着丝点或端粒部位，不含编码基因。

2. 中度重复序列 中度重复序列（moderately repetitive sequence）多数散在分布于基因组中，重复单位长度可达几百个碱基对，在染色体中重复出现上千次，占全部的 25%～50%，包括基因间区、转座子、串联重复序列、内含子、rRNA 基因、tRNA 基因、5S rRNA 基因和某些蛋白基因如组蛋白、肌动蛋白、角蛋白等。

3. 单拷贝序列 单拷贝序列指仅出现 1 次，或仅重复几次的序列。真核染色体所含绝大多数基因为单一序列。哺乳动物基因组序列的 50%～60% 是单一序列。

还有一种重复序列是由 2 个互补序列在同一 DNA 链上反向排列而成，称为反转重复序列（inverted repeat sequence）或称回文序列。重复序列有种属特异性，基因组愈大，重复序列含量愈丰富。

（五）断裂基因

真核生物的基因是断裂基因（split gene），即结构基因两侧存在有不被转录的非编码序列。在编码序列内部不编码蛋白质的插入序列（intervening sequence）称为内含子（intron），编码蛋白质的序列称为外显子（exon）。

外显子序列相对保守，内含子序列变化较大，长度与生物进化程度呈正相关性，是决定基因长度的关键。人类基因组中内含子的长度占转录区的 90%～95%。如血红蛋白 β 亚基基因总长度为 1420bp，而一个内含子含 851bp。原核生物几乎没有内含子。内含子功能目前还不清楚。

内含子与外显子相间排列一起被转录，在转录后内含子被剪切，外显子拼接形成成熟的 mRNA。不同的剪接方式形成不同的 mRNA，翻译出不同的多肽链。

二、真核生物基因表达调控

真核生物与原核生物基因表达调控有一些共同的特点，都以转录水平调控最为重要，转录调控都依赖调控元件与调节因子的相互作用。原核生物的基因表达调控是为了在一个特定环境中为细胞有效增殖创造条件，或在细胞受到损伤时尽快修复。因此，原核生物基因表达调控属于适应性调控。真核生物的基因表达调控在特定时间和特定细胞内激活特定基因，从而实现有序的、不可逆转的分化、发育过程，并使生物的组织和器官在一定条件下维持正常功能。因此，真核生物基因表达调控是程序性调控。

（一）DNA 和染色体水平的调控

真核生物 DNA 与组蛋白结合成核小体，以核小体为基本结构，与非组蛋白、少量 RNA 的结合，高度压缩成染色体结构。染色体结构制约 RNA 聚合酶与 DNA 识别和结合，影响基因表达的频率和程度。DNA 的甲基化、组蛋白的化学修饰等通过改变染色体的压缩程度稳定而长效地调控基因表达。

1. 染色质活化

（1）染色质疏松　染色质疏松是真核基因转录激活的前提。转录活化区域的染色质结构疏松，长度仅压缩 1000 ~ 2000 倍，DNA 序列多为缺乏或没有核小体结合的"裸露"区段，可被 DNA 酶Ⅰ降解，因此称为 DNA 酶Ⅰ超敏位点（DNase Ⅰ hypersensitive site）。超敏位点通常位于被活化基因的 5′- 侧翼区 1000bp 内。超敏位点是调节蛋白的结合位点。

（2）组蛋白修饰和含量变化　转录活化区域富含赖氨酸的 H_1 组蛋白含量降低，组蛋白所带正电荷减少，降低组蛋白与 DNA 的亲和力使染色质结构疏松。组蛋白八聚体的 N- 端和 H_{2A} 的 C- 端都位于核小体表面，其氨基酸残基发生甲基化、乙酰化、磷酸化、泛素化、糖基化等化学修饰，改变核小体结构的稳定性。如组蛋白 N- 端保守的丝氨酸磷酸化、赖氨酸和精氨酸乙酰化，均可导致组蛋白的正电荷数目减少，从而改变染色质的构象使染色质疏松，有利于 DNA 与调节蛋白和 RNA 聚合酶的结合，促进转录。

2. 基因扩增　真核基因大多数为单拷贝，在基因组中仅有一个或几个拷贝。当环境发生变化时，为满足生长发育需要，细胞内某一特定基因大量复制，细胞在短时间内可获得该基因的大量拷贝，进而大量表达某一基因的特定产物的现象称为基因扩增。

基因扩增是影响细胞生长分化的重要方式。某些细胞在生长分化过程中需要大量相关蛋白或功能 RNA，常通过基因的大量复制实现。如非洲爪蟾的卵母细胞中原有 rRNA 基因约 500 份拷贝，为了满足卵裂期和胚胎期蛋白质大量合成，rRNA 基因大量复制，拷贝数扩增至 200 万。肿瘤细胞中基因扩增与抗药性有关，如氨甲蝶呤竞争性抑制二氢叶酸还原酶活性，减少肿瘤细胞内 dTMP 的生成，抑制肿瘤细胞的分裂。体外培养的肿瘤细胞在氨甲蝶呤培养基中培养一段时间后会产生抗药性，原因是为满足生长分裂的需要，肿瘤细胞二氢叶酸还原酶基因扩增，拷贝数增加 200 ~ 250 倍。

3. 基因重排　通过基因片段的交换，使特定基因更换调控序列，形成新的基因表达单位的现象为基因重排。基因重排可提高表达效率，如原癌基因的启动子活性弱，表达活性低，通过基因重排使原癌基因的转录序列转移至强启动子附近激活原癌基因。基因重排还可形成新的表达产物，如免疫球蛋白基因的重排，使抗体的表达呈现多样性。

4. DNA 甲基化　DNA 甲基化（DNA methylation）是真核生物在染色质水平进行基因表达调控的特殊机制。DNA 甲基化可改变 DNA 构象，维持染色质的致密结构，不利于 DNA 与组蛋白的解离，影响 DNA 与调节蛋白的结合阻遏基因表达。

真核基因组中 CpG 序列又称 CpG 岛的胞嘧啶由 DNA 甲基化酶催化成为 5- 甲基胞嘧啶，是 DNA 甲基化的主要序列，m^5C 约占哺乳动物 CpG 序列的 70%。DNA 还存在少量腺嘌呤、鸟嘌呤等甲基化位点，可甲基化为 N^6- 甲基腺嘌呤、7- 甲基鸟嘌呤。DNA 分子中甲基化位点越多，甲基化密度越高，基因转录受抑制程度越强。对于弱启动子而言，低密度的甲基化使其失去转录活性；反之，若降低 DNA 的甲基化密度或使 DNA 去甲基化，基因表达活性会增强。研究表明，管家基因的 CpG 岛中胞嘧啶甲基化密度较低，这一现象与管家基因的组成性表达有关。CpG岛去甲基化也是原癌基因激活的重要方式。

5. 染色质丢失 真核生物在细胞分化过程中丢失染色质或染色质片段，改变基因表达的活性。染色质丢失的现象多在一些低等真核生物中存在，染色质片段的丢失促进基因的表达，说明染色质中某些片段可能阻遏基因的表达。

6. 基因组印记 在配子或合子发生期间，来源于不同亲本的等位基因发生化学修饰，使带有亲代印记的等位基因出现差异性表达的现象，称为基因组印记（genomic imprinting），又称遗传印记。因亲源不同而呈现差异表达的等位基因称为印记基因（imprinted genes）。印记基因根据亲代的不同而有不同的表达，有些印记基因只从母源染色体上表达，有些印记基因只从父源染色体上表达。基因印记的方法包括共价修饰，如印记基因中CpG岛的甲基化；也有非共价修饰的方法，如DNA–蛋白质和DNA–RNA交互作用等。印记基因在低等动物和植物中多见，在人类基因组中只占少数，但在胎儿生长、发育和细胞的生长方面发挥重要作用。基因组印记模式改变可引起一系列人类遗传性疾病，包括神经和精神发育异常的遗传性疾病以及某些肿瘤的发生。如印记的抑癌基因由于杂合性丧失、单亲二倍体或突变失活导致基因沉默。印记基因的表达沉默是基因表达调控中与发育相关的重要方式。

三、转录调控

真核生物的基因转录是一个复杂的过程，参与转录的物质包括RNA聚合酶和一些蛋白质因子。真核生物的RNA聚合酶有三种，分别催化三种RNA的合成。其中RNA聚合酶Ⅱ负责mRNA前体的转录，在真核生物基因转录起主要作用。因此，转录调控的核心机制为RNA聚合酶Ⅱ的调控。RNA聚合酶Ⅱ依赖转录因子的作用，识别和结合启动子，启动转录的开始。RNA聚合酶Ⅱ的大亚基RBP1含有的羧基末端域（carboxyl-terminal domain，CTD）是RNA聚合酶的磷酸化位点，其磷酸化状态可以决定转录是否起始。

真核基因的转录起始是转录的关键步骤，基因的转录水平调控的核心环节是转录起始的调节。转录起始阶段，RNA聚合酶与转录因子按一定顺序组装，形成转录起始前复合体（preinitiation complex，PIC）。

PIC的组装以TFⅡD亚基TBP特异性结合启动子TATA盒为起始步骤，形成TFⅡD/启动子复合体，随后TFⅡA～TFⅡF等转录因子逐步参与结合，RNA聚合酶Ⅱ也在TFⅡB和TFⅡF的协助下结合于复合体，再依次连接TFⅡE、TFⅡH，形成具备解链活性的PIC，使闭合复合体转化为开放复合体，开始转录。在PIC装配过程中，TFⅡD是唯一的识别启动子的转录因子，对转录起始起关键的指导作用。TFⅡD亚基TBP不仅能结合启动子或通过TBP相关因子（TBP associated factor，TAF）结合Inr，也能与增强子上的转录激活因子结合，形成稳定的转录起始复合体。此时，RNA聚合酶Ⅱ才启动mRNA转录。因此，TBP、TAF与转录激活因子共同作用调控RNA聚合酶的转录活性。

RNA 聚合酶 II 的化学修饰也是转录起始调节的重要环节。开放复合体形成后，RNA 聚合酶 II 的 CTD 在蛋白激酶催化下磷酸化，复合体构象改变，RNA 聚合酶 II 与 TF II D、TF II B 和 TF II A 解离，转录延长因子和加工因子就位，RNA 聚合酶 II 跨过转录起始点，向模板下游滑动，RNA 合成至 60 ~ 70nt 后，TF II E 和 TF II H 释放，转录进入延长阶段。TF II D、TF II B 和 TF II A 结合的复合体在转录延长阶段仍牢固结合 TATA 盒，有利于启动下一轮转录，提高转录频率。

四、真核基因表达的转录后调节

（一）转录后加工修饰的调节

RNA 聚合酶 II 负责合成不均一核 RNA（hnRNA），是成熟 mRNA 的前体，需经加帽、加尾和 RNA 编辑等加工修饰过程形成成熟 mRNA，转运至细胞质核糖体，才能指导蛋白质的生物合成。通过加帽、加尾等转录后加工环节，mRNA 的稳定性得到控制，影响翻译效率及翻译产物的数量，实现基因表达在转录后加工水平的调控。

1. 加帽和加尾　加帽和加尾修饰使成熟 mRNA 具备 5′- 帽子结构和 3′-Poly（A）尾，两个特殊结构协同作用可防止 mRNA 受核酸外切酶降解，延长 mRNA 的半衰期，增加 mRNA 的稳定性。细胞质内累积大量稳定的 mRNA，能增加蛋白质的合成。此外，5′- 帽子结构还可结合相应的帽子结合蛋白（cap binding protein，CBP）提高翻译效率，参与 mRNA 从细胞核向细胞质的转运。

2. RNA 编辑　加工 hnRNA，置换、插入或缺失个别碱基，修饰原基因编码的遗传信息，使单一基因转录前体产生多种功能不同的蛋白质，该过程称为 RNA 编辑（RNA editing）。RNA 编辑使同一基因的翻译产物呈现多样性，扩大了遗传信息，使生物能更好地适应环境信号。

（二）mRNA 的出核转运

成熟 mRNA 由胞核向胞质转运，是调控胞质内 mRNA 数量的重要方式。目前，尚未发现调控 mRNA 出核转运的确切机制，但核内加工不完全的 mRNA 分子不能转运至核外，很快被降解。mRNA 的这种选择性出核转运方式，可调控细胞质 mRNA 的稳定性。

（三）非编码小分子 RNA 介导转录后基因沉默

高等生物细胞中存在非编码小分子 RNA（noncoding RNA），通过序列互补作用与 mRNA 结合，导致 mRNA 的降解或翻译抑制，这种作用称为转录后基因沉默（post-transcriptional gene silencing，PTGS）。介导 PTGS 的小分子 RNA 有两类：双链结构的小分子干扰 RNA（small interference RNA，siRNA）和微小分子 RNA（miRNA）。这两类非编码小分子 RNA 由 Dicer 酶加工而成，Dicer 具备核酸内切酶活性和解旋酶活性，能特异性识别双链 RNA 并将其切割为短的双链 RNA。随后小分子 RNA 与 Dicer

结合形成 RNA 诱导的沉默复合物（RNA induced silencing complex，RISC）。RISC 通过 Dicer 的解旋酶活性将双链 RNA 转变为两条互补的单链 RNA，其中一条 RNA 互补结合靶 mRNA，再利用 RISC 的核酸内切酶活性使 mRNA 降解，阻止其表达，发挥基因沉默的作用。

五、真核基因表达的翻译水平调控

翻译水平调控的主要环节为翻译起始阶段，调控蛋白通过干预起始核糖体复合体的装配过程，或调控翻译起始因子的磷酸化修饰等途径，影响翻译起始效率，导致蛋白质合成量的改变。

（一）5′- 非翻译区长度

成熟 mRNA 分子的非翻译区（untranslation region，UTR）包含 5′- 帽子结构、开放阅读框上游的 5′- 非翻译区、3′-Poly（A）尾以及 3′- 非编码序列。翻译起始时，核糖体小亚基首先结合在 mRNA 的 5′- 非翻译区，5′- 非翻译区的长度将影响核糖体复合体的装配及核糖体复合体对起始密码子的选择，从而改变翻译起始效率。已知 5′- 非翻译区长度不足 12nt 时，翻译起始核糖体复合体的装配成功率仅为 50%，而当 5′- 非翻译区长度在 17 ～ 80nt 时，翻译效率与其长度呈正比。

（二）UTR 结合蛋白介导的翻译阻遏

与原核细胞类似，真核细胞内存在翻译阻遏蛋白，主要通过与 mRNA 非翻译区的结合而阻遏翻译，因此又称 UTR 结合蛋白。mRNA 非翻译区含有反向重复序列，能折叠形成茎环结构，UTR 结合蛋白可与这种茎环结构结合，抑制翻译的起始。

（三）翻译起始因子的磷酸化

在翻译起始因子的协助下形成核糖体复合体，是翻译起始阶段的关键环节。当细胞内环境发生变化时，如生长因子或营养成分缺失、病毒感染等因素会激活某些蛋白激酶，催化翻译起始因子发生磷酸化反应。经磷酸化修饰的起始因子功能随之变化，从而影响翻译起始效率。如 eIF-2 经磷酸化修饰后，eIF-2·GDP 难以转化为 eIF-2·GTP，eIF-2 的循环利用被破坏，导致蛋白质合成速度下降。

六、翻译后修饰与靶向转运水平的调控

翻译产生多肽链之后，还需对新生肽链进行切除氨基端、氨基酸修饰及肽链的折叠、亚基装配等加工，才能使肽链转变为有生物学活性的蛋白质，并通过靶向转运使活性蛋白质到达特定组织细胞或亚细胞器。因此，真核基因翻译后水平的调控也是通过翻译后修饰快速调节蛋白质的功能，通过靶向转运调节功能蛋白的分布。

第八章　信号转导

多细胞生物各种细胞在功能上相互协调，以适应外界环境的变化，保证人体生命活动正常进行，这种协调依赖细胞间的信息传递。细胞对来自外界的刺激或信号发生的应答，是通过细胞内多种分子相互作用引发一系列有序反应，将细胞外信息传递到细胞内，使细胞内某些成分的活性、含量及亚细胞定位发生改变，引起细胞代谢物浓度、代谢途径速率发生改变，最终导致细胞的分化、增殖、衰老和死亡，这个过程称为信号转导（signal transduction）。信号转导过程发生的一系列化学反应构成信号转导途径（signaling pathway），又称信号转导通路，简称信号通路。执行信号转导的成分称为信号转导分子。细胞内各种信号通路相互联系和相互协调，交织成复杂有序的信号转导网络（signaling network），简称信号网络。

信号转导过程是高等生物生命活动的基本机制。当信号转导过程异常，会引发代谢紊乱，导致肿瘤、糖尿病、自身免疫性疾病等发生。

第一节　细胞信号分子

信号网络由众多信号通路交织而成，每一条通路都涉及一组信号转导分子。

一、细胞间信号分子

细胞通讯由细胞分泌的化学物质（信号分子）完成。根据信号分子在细胞间通讯作用距离及信号作用对象的不同分为内分泌、旁分泌和自分泌等方式（图 8-1）。内分泌（endocrine）是指内分泌腺分泌的激素，通过血液循环作用于远距离的靶细胞发挥兴奋或抑制作用；旁分泌（paracrine）是指信号分子通过细胞间隙，通过局部扩散作用于邻近靶细胞发挥作用；自分泌（autocrine）是指信号分子作用于分泌细胞自身及同类细胞。一种信号分子可以有几种通讯方式。例如，肾上腺素既可以作为神经递质以旁分泌通讯方式起作用，又可以作为激素以内分泌方式起作用。

在细胞间参与信号转导的化学物质（信号分子）主要有神经递质、激素、细胞因子和气体信号分子如 NO、CO 等，这些信号分子统称为第一信使（first messenger）。

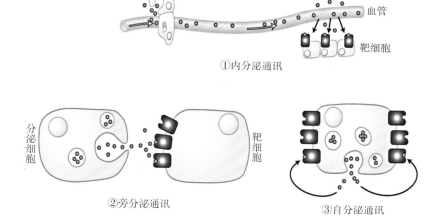

①内分泌通讯

②旁分泌通讯　　　　③自分泌通讯

图 8-1　信号分子的主要通讯方式

（一）神经递质

神经递质（neurotransmitter，NT）是在神经元、肌细胞或感受器间的化学突触中传递信号的化学物质，以旁分泌方式传递。根据神经递质的化学组成特点，主要分为胆碱类，如乙酰胆碱（Ach）；单胺类，如肾上腺素、去甲肾上腺素、多巴胺、5-羟色胺等；氨基酸类，如兴奋性递质如谷氨酸、天冬氨酸等；抑制性递质，如 γ-氨基丁酸、甘氨酸，神经肽类等。

当信号分子刺激神经元细胞时，突触前囊泡内的神经递质由突触前膜向突触间隙释放，与突触后膜上的受体特异性结合，产生去极化电位或超极化电位，导致突触后神经兴奋性升高或降低。

（二）激素

激素（hormone，H）是内分泌细胞合成的化学信号分子，通过血液循环运送到靶细胞调节组织细胞的代谢反应。激素按化学本质可分为蛋白质（多肽）类、氨基酸衍生物、类固醇激素、脂肪酸衍生物四大类。激素通过与细胞内或细胞膜表面的受体结合发挥对细胞的调节作用。激素可按其受体在细胞内的定位分为膜受体激素和胞内受体激素。膜受体激素如蛋白质、多肽类的激素，亲水性较强。胞内受体激素如类固醇等，疏水性较强。

（三）细胞因子

细胞因子（cytokine，CK）是免疫细胞及组织细胞分泌的小分子可溶性多肽或蛋白质，参与调节细胞生长、分化、免疫应答等。根据细胞因子的主要功能分为白细胞介素（interleukins，ILs）、集落刺激因子（colony stimulating factor，CSF）、生长因子（growth factor，GF）、肿瘤坏死因子（tumor necrosis factor，TNF）、干扰素（interferon，IFN）、转化生长因子 – β 家族（transforming growth factor– β family，TGF– β family）、趋化因子家族（chemokine family）等。细胞因子通过旁分泌、自分泌或内分泌等方式作用于靶细胞发挥调节作用，形成复杂的细胞因子调节网络，参与人体多种重要的生理功能。

（四）气体信号分子

气体信号分子是一些能溶于水的小分子气体分子，可自由扩散进入细胞内，如一氧化氮（nitric oxide，NO）、一氧化碳（carbon monoxide，CO），近年发现硫化氢（hydrogen sulfide，H_2S）也是信号分子。

NO 可分为非酶生性和酶生性两类。非酶生性 NO 大部分来自硝基血管舒张剂家族，包括硝酸甘油、硝普钠等药物代谢产生。酶生性 NO 是一氧化氮合酶（nitric oxide synthase，NOS）催化 L– 精氨酸分解释放出的。人体内有 3 种 NOS，分别分布于血管内皮细胞的内皮型 NOS、神经元细胞的神经型 NOS、免疫细胞如淋巴细胞、T 细胞的诱导型 NOS。正常情况下 NOS 活性很低，需要硝基类药物或者皂苷类活性物质激活。NO 可以迅速扩散，对邻近的细胞或自身细胞发挥信使分子作用。

内源性 CO 由血红素加氧酶（heme oxygenase，HO）催化血红素氧化分解产生。CO 在某些方面也具有类似 NO 的信号分子作用，但作用机制尚未完全阐明。

二、细胞内信号分子

细胞内信号分子主要有两类：一类是小分子化学物质，又称为第二信使；一类为大分子化学物质，主要是蛋白质或多肽类，在信号转导通路中起"开关分子"或"接头分子"等作用。

（一）第二信使

细胞外信号种类繁多，亲水性信号分子不能直接透过细胞膜，使靶细胞产生生物学效应，需先与靶细胞膜受体特异性结合，发生相互作用，改变效应蛋白的活性，引发细胞内产生小分子化学物质，将信号传递给下游的效应蛋白（或酶）产生生物学效应。在细胞内跨膜传递信号的小分子化学物质称为第二信使（second messenger）。常见的第二信使有 cAMP、cGMP、甘油二酯（diacyglycerol，DAG）、磷脂酰肌醇（phosphatidylinositol，PI）及其衍生物（如 PIP，PIP_2、PIP_3 等）、三磷酸肌醇（inositol triphosphate，IP_3）、Ca^{2+} 等。

Sutherland 最早发现第二信使 cAMP 并提出第二信使学说，并因此获得 1971 年诺贝尔生理学或医学奖。

（二）分子开关蛋白

1. 蛋白激酶和蛋白磷酸酶　膜受体介导的信号通路会发生信号转导蛋白的化学修饰。最典型的化学修饰方式是磷酸化和去磷酸化，分别由蛋白激酶和蛋白磷酸酶催化完成。人体内已经鉴定出 500 ～ 600 种蛋白激酶和 100 ～ 150 种蛋白磷酸酶，酵母蛋白质中含有 3% 的蛋白激酶和蛋白磷酸酶。

（1）蛋白激酶（protein kinase，PK） 蛋白激酶催化蛋白质磷酸化，导致底物改变活性、亚细胞定位及存在状态，在信号转导中起关键作用。约 30% 的人体蛋白质都会发生磷酸化，目前已经阐明的蛋白激酶 1000 多种，以酪氨酸激酶和丝氨酸 / 苏氨酸激酶为主。一种蛋白激酶可以催化多种底物蛋白磷酸化，多种蛋白激酶可以催化同一种底物蛋白磷酸化，磷酸化的部位不同，产生的效应可能也不同。

酪氨酸激酶（proootein tyrosine kinase，PTK）可以催化底物蛋白特定酪氨酸残基的羟基发生磷酸化来调节酶活性或形成停泊位点。可分为受体酪氨酸激酶（RTK）和非受体酪氨酸激酶（nRTK），RTK 又称酪氨酸激酶受体，位于细胞膜上，既是受体又是酶，目前已经鉴定出 50 多种，如表皮生长因子受体、胰岛素受体等；nRTK 位于细胞内，直接或间接与受体结合并被激活参与转导信号，如 JAK 亚家族、SRC 亚家族、TEC 亚家族等。

丝氨酸 / 苏氨酸激酶可以催化底物蛋白特定丝氨酸 / 苏氨酸残基的羟基发生磷酸化来调节酶活性。可分为受体丝氨酸 / 苏氨酸激酶（RSTK）和非受体丝氨酸 / 苏氨酸激酶（nRSTK），RSTK 又称丝氨酸 / 苏氨酸激酶受体，位于细胞膜上，如转化生长因子 β 受体；nRSTK 位于细胞内，如蛋白激酶 A、MAPK、CDK1 ～ CDK7。

双特异性蛋白激酶指既有酪氨酸激酶活性，又有丝氨酸 / 苏氨酸激酶活性。如 MEK 激酶。

（2）蛋白磷酸酶（protein phosphatase，PP） 蛋白磷酸酶可催化蛋白质去磷酸化，即将磷酸化底物蛋白脱磷酸，产生与蛋白激酶相反的效应。蛋白磷酸酶主要有蛋白酪氨酸磷酸酶和蛋白丝氨酸 / 苏氨酸磷酸酶。有些蛋白磷酸酶是双特异性磷酸酶，既有酪氨酸磷酸酶活性，又有丝氨酸 / 苏氨酸磷酸酶活性。

2. 鸟苷酸结合蛋白 鸟苷酸结合蛋白（guanine nucleotide-binding protein）简称 G 蛋白，包括三聚体 G 蛋白、小 G 蛋白。G 蛋白是以 GTP 为激活剂、GDP 为抑制剂的一类变构酶，具有 GTPase 活性，能把 GTP 水解成 GDP 和磷酸，可把激活剂变成抑制剂。

三聚体 G 蛋白（trimeric G protein） 又称为大 G 蛋白，由 G_α、G_β 和 G_γ 三个亚基构成，其中 G_β 和 G_γ 结合牢固形成 $G_{\beta\gamma}$ 二聚体，G_α 和 $G_{\beta\gamma}$ 结合松散，分子量 100kDa 左右。目前已鉴定出 20 多种 G 蛋白，其中 α 亚基结构各异，活性也不同，根据 α 亚基的区别，G 蛋白可分为刺激型 G 蛋白（Gs）、抑制型 G 蛋白（Gi）、磷脂酶 C 型 G 蛋白（PI-PLC G protein，Gp）等不同类型。但 α 亚基都具有鸟苷酸（GTP 或 GDP）、受体及效应蛋白的结合位点，同时还具有 GTP 酶的活性。α 亚基与 β、γ 二聚体分别通过共价连接的脂链锚定在细胞膜内侧面。

G 蛋白有一些共同特性：静息状态下，无活性 G 蛋白的 α、β、γ 亚基组成异三聚体，其中 α 亚基与 GDP 结合（Gα–GDP）存在于细胞膜内侧面。配体与受体结合后，受体激活 G 蛋白，引起 G 蛋白变构，α 亚基释出 GDP 而结合 GTP，并与 βγ 二聚体分离，转变为有活性的 Gα–GTP 形式。α 亚基有 GTP 酶活性，在发挥生物学效应后，能将结合的 GTP 水解为 GDP 并释出 Pi，使 Gα–GTP 转变为 Gα–GDP 而失去活性。无活性的 Gα–GDP 与游离的 βγ 二聚体结合，重新构成异三聚体形式，恢复至原来的静息状态，此过程称为 G 蛋白循环（图 8–2）。

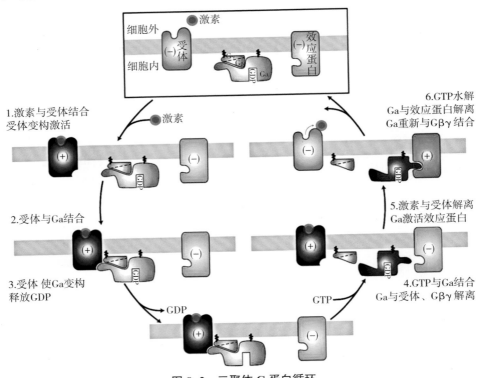

图 8–2　三聚体 G 蛋白循环

小 G 蛋白（small G–protein）又称小 GTPase（small GTPase），单体 G 蛋白（monomeric G protein），目前已发现 150 多种，以 Ras 为代表。与三聚体 G 蛋白相比，小 G 蛋白的 GTPase 活性很低，不直接与受体结合。小 G 蛋白的活性通过鸟苷酸交换因子（guanine nucleotide exchange factor，GEF）、GTP 酶激活蛋白（GTPase activating protein，GAP）和 GDP 解离抑制因子（guanine nucleotide dissociation inhibitor，GDI）调节，GEF 促使小 G 蛋白释放 GDP，结合 GTP，是正调节因子。GAP 增强小 G 蛋白的 GTPase 活性，促使其水解 GTP 而失活，是负调节因子。GDI 抑制小 G 蛋白释放 GDP，是负调节因子（图 8–3）。

（三）接头蛋白

接头蛋白（adaptor protein）又称衔接蛋白、连接物蛋白，是一类信号转导蛋白，本身无催化活性，可成为结构平台，通过蛋白质相互作用与上游及下游信号转导蛋白组装成信号转导复合物。接头蛋白中含有两个或两个以上可以与其他分子结合的保守结构域，如 SH2 结构域（src homology 2 domain，SH2）、SH3 结构域和 PH 结构域（pleckstrin homology domain，PH）等，是信号转导途径中实现蛋白 – 蛋白相互作用的结构基础。

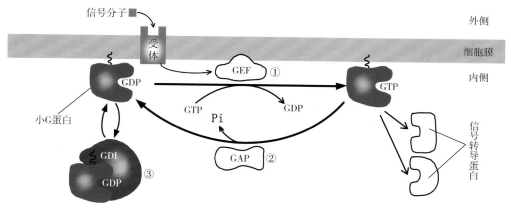

图 8-3　小 G 蛋白循环

SH2 结构域由 80 ～ 116 个氨基酸残基构成，识别并结合信号转导蛋白的磷酸化酪氨酸。

SH3 结构域由 55 ～ 77 个氨基酸残基构成，以反向平行的 β - 折叠为主，识别并结合富含脯氨酸的信号转导蛋白。

PH 结构域由 100 ～ 146 个氨基酸残基构成，含 7 段 β - 折叠，识别并结合细胞膜内层所含的肌醇磷脂的 3- 磷酸基、三聚体 Gβγ 亚基、蛋白激酶 C（PKC），促使蛋白质向细胞膜募集。

实际上不仅接头蛋白含有这些结构域，细胞内其他的信号转导蛋白也含有。但并非所有的接头蛋白都含有结构域，如属于人 14-3-3 家族的 7 种接头蛋白不含结构域。

第二节　受　体

受体（receptor，R）是一类位于细胞膜的跨膜蛋白或位于细胞内的可溶性蛋白，个别受体是糖脂。受体能特异识别并选择性结合信号分子，通过变构、二聚化或寡聚化，激活信号转导产生生物学效应。被受体蛋白特异识别、结合的物质，如神经递质、激素、药物、毒物或细胞因子等信息分子，称为受体的配体（ligand，L）。

一、受体的分类

根据受体在细胞中的分布可分为膜受体和胞内受体，胞内受体包括胞质受体和胞核受体（图 8-4）。

（一）膜受体

膜受体位于细胞膜上，大多为糖蛋白。膜受体分为离子通道受体、G 蛋白偶联受体、酶偶联受体。

1. 离子通道受体　离子通道受体（Ion channel receptor）具有离子通道功能，开放时只允许特定的无机离子如 Na^+、K^+、Ca^{2+}、Cl^- 通过。离子通道开关具有门控性，受配体控制的离子通道受体称为配体门控通道（ligand gated channel）。配体主要为神经递质。

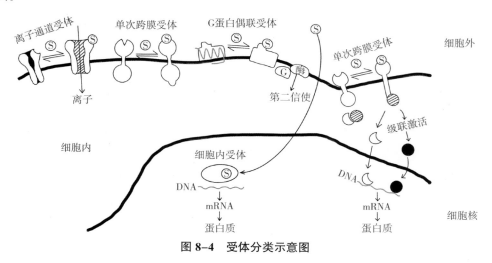

图 8-4　受体分类示意图

离子通道型受体主要存在于神经、肌肉等可兴奋的细胞，常见的是位于神经末梢突触后膜的神经递质受体，分为阳离子通道受体如 N- 乙酰胆碱受体（N-Ach-R）、5- 羟色胺受体（5-HT3-R）等；阴离子通道受体如 γ- 氨基丁酸受体（GABA-R）、甘氨酸受体（Gly-R）等。

离子通道型受体是跨细胞膜的寡聚蛋白，通过亚基跨细胞膜 4 ～ 5 次形成环状的亲水性孔道。当神经递质与特异受体结合后，受体构象发生改变导致离子通道的开启或关闭，改变质膜的离子通透性，引起无机离子如 Na^+、K^+、Ca^{2+} 和 Cl^- 的跨膜流动，将胞外化学信号转换为电信号，改变突触后细胞的兴奋性，引起细胞膜电位改变，将化学信号转变成为电信号进而影响细胞功能。

2. G 蛋白偶联受体　G 蛋白偶联受体（G protein-coupled receptor，GPCR）通过激活三聚体 G 蛋白转导信号，因此得名。G 蛋白偶联受体有数百种之多，是迄今为止发现的最大膜受体超家族，其中约 350 种是激素、生长因子等内源性配体的受体，约 500种是嗅觉和味觉受体。

G 蛋白偶联受体是 7 次跨膜的 α 螺旋受体，位于细胞膜外的是 N- 端（N-terminus），位于细胞膜内的是 C- 端（C-terminus），有 3 个膜外环（Loop）和 3 个膜内环。跨膜的 α 螺旋结构含有 20 ～ 25 个疏水性氨基酸残基。受体的 N- 端有糖基化修饰位点，包含两个高度保守的半胱氨酸残基，受体的 C 端的半胱氨酸被棕榈酰化。肽链的 C- 端和连接第 5 和第 6 个跨膜螺旋的胞内环上都有 G 蛋白的结合位点。

当膜外侧与相应配体发生特异结合后，GPCR 别构激活，通过膜内侧第三环部位与G 蛋白相互作用，激活效应蛋白产生第二信使，将信号下传。许多信号分子如某些肽类激素（促肾上腺皮质激素、胰高血糖素、甲状旁腺素、降钙素等）、肾上腺素、多巴胺、5- 羟色胺、乙酰胆碱等，作用于靶细胞膜特异受体并发生相互作用后，经过 G 蛋白介导调节膜中的效应蛋白（或酶）活性。

3. 酶偶联受体 酶偶联受体（enzyme linked receptor）是单次跨膜的 α 螺旋受体。

（1）受体本身是酶 信号分子是酶的变构剂，这类受体可以是蛋白激酶、蛋白磷酸酶和鸟苷酸环化酶。

蛋白激酶受体包括酪氨酸激酶受体（receptor tyrosine kinase，RTK），如大多数生长因子受体 NGF-R、EGF-R、I-R、FGF-R、PDGF-R 等；丝氨酸/苏氨酸激酶受体如 TGFβ-R。当配体与受体结合后，相邻受体分子发生位移形成二聚体，受体胞内侧肽链的某些氨基酸残基磷酸化激活，同时磷酸化的氨基酸残基在空间上形成底物结合区，结合胞质内效应蛋白，通过自身酶活性催化效应蛋白氨基酸残基磷酸化，改变活性将信号下传。

蛋白磷酸酶受体如接触蛋白的受体是酪氨酸磷酸酶受体。

鸟苷酸环化酶受体（guanylate cyclase，GC）如心钠素（atrial natriuretic peptide，ANP）受体等。

（2）受体是酶的变构剂 这类受体本身不是酶，是蛋白酪氨酸激酶的变构效应剂，信号分子是受体的变构剂。如一些细胞因子受体如白介素受体（IL-2R、IL-3R）、干扰素受体（IFN-R）和促红细胞生成素（erythropoietin，EPO）受体。干扰素受体是酪氨酸激酶 JAK 的激活剂，属于酪氨酸激酶偶联受体。

（二）胞内受体

细胞内受体绝大多数是转录因子，而且是 DNA 结合蛋白。疏水性信号分子如类固醇激素、甲状腺激素、视黄酸、维生素 D 等可透过细胞膜与细胞内受体结合，调控基因表达。细胞内受体包括细胞质受体和细胞核受体。细胞质受体如糖皮质激素受体和盐皮质激素受体；细胞核受体如雌激素受体、维生素 D_3 受体、甲状腺激素受体、维 A 酸受体等。

细胞内受体具有 4 个重要结构域：① C 端的配体结合域（LBD）：与配体发生特异结合后可使受体别构活化。配体结合域还可能含有热休克蛋白结合域、二聚化结构域、核定位信号等，有的配体结合域在未与配体结合时起转录抑制作用。② DNA 结合域（DBD）：富含碱性氨基酸和半胱氨酸残基，形成两个或两个以上的锌指结构（zinc finger），便于插入靶基因 DNA 相邻的大沟。③ N 端的转录激活域：又称可变区，与转录因子相互作用结合于激素反应元件（hormone response element，HRE）起激活转录作用。④铰链区：连接 DBD 和 LBD。

二、受体作用特点及调节

（一）受体作用的特点

1. 饱和性 在靶细胞上的受体数量是有限的。受体与配体结合后，增加配体浓度也不能增加配体 - 受体复合物的量。因此，配体和受体的结合具有饱和性。

2. 特异性　受体与配体特异性结合。但这种特异性不是绝对的，某些配体可有多种受体，同一种受体也会结合不同的配体产生不同效应。如肾上腺素既能与 α 受体结合引起平滑肌收缩，又能与 β 受体结合引起平滑肌松弛。

3. 高亲和力　受体与配体的亲和力很强，配体浓度在 $10^{-11} \sim 10^{-9}$mol/L 时和相应受体结合产生显著的生物学效应。

4. 可逆性　受体与配体之间以非共价键结合，在发生生物学效应后，受体配体结合形成的复合物即可解离。

（二）受体的调节

受体的数量和活性不是固定不变的，能不断合成和降解、因生理因素或药理因素改变其数量及活性，是维持细胞内环境稳定的保护措施。

1. 受体数量的调节　在某些信号刺激下，受体数量可随配体浓度的变化而发生改变。长期配体过多或使用激动剂如异丙肾上腺素，受体数目减少，疗效逐渐下降，称为向下调节（down regulation）又称减量调节；长期配体过少或使用拮抗剂如普萘洛尔，受体数目增加，称为向上调节（up regulation）又称增量调节。如突然停药，会引起反跳现象（rebound）。

2. 受体活性的调节　受体的酪氨酸残基或丝氨酸/苏氨酸残基发生共价修饰如磷酸化后，引起受体活性的改变，从而减弱或增强信号转导。

第三节　细胞内信号转导途径

一、膜受体介导的信号转导途径

（一）cAMP-PKA 途径

cAMP-PKA 途径以改变靶细胞中 cAMP 水平和蛋白激酶 A 活性为主要特征，是激素调节细胞代谢和调控基因表达的重要途径。研究发现，胞外许多信号分子，如胰高血糖素（glucagon）、促甲状腺激素（thyroid stimulating hormone，TSH）、促肾上腺皮质激素（adrenocorticotropic hormone，ACTH）、促黄体生成素（luteinizing hormone，LH）和甲状旁腺素（parathyroid hormone，PTH）等，在作用于靶细胞膜后，诱生 cAMP，通过 cAMP-PKA 途径传递信号产生生物学效应。

1. 核心成分

（1）G 蛋白偶联受体　包括刺激型受体（stimulatory receptor，Rs）、抑制型受体（inhibitory receptor，R_i）。

（2）三聚体 G 蛋白　包括刺激型 G 蛋白（stimulatory G protein，Gs）、抑制型 G 蛋白（inhibitory G protein，G_i）。

（3）腺苷酸环化酶（adenylate cyclase，AC）　人体中目前鉴定出 10 种同工酶，其中 9 种是 12 次跨膜蛋白，1 种周边蛋白。其胞内结构域含酶的活性中心，被 Gs 激活后催化合成 cAMP。

（4）环磷酸腺苷（cyclic AMP，cAMP）　cAMP 在细胞内主要作为肾上腺素（adrenalin，A）的第二信使，将信号下传。cAMP 由腺苷酸环化酶催化合成，磷酸二酯酶催化分解。细胞内 cAMP 基础水平通常维持在 10^{-6}mol/L 以下。

（5）蛋白激酶 A（PKA）　是一类丝氨酸/苏氨酸激酶。蛋白激酶 A 为异四聚体结构，含有两个催化亚基（C）和两个调节亚基（R），调节亚基有两个 cAMP 结合位点，可与 cAMP 结合变构，解离成调节亚基二聚体和两个游离的催化亚基，游离的催化亚基具有催化活性，使多种下游酶蛋白发生磷酸化修饰而被激活。cAMP 是 PKA 的变构激活剂，通过解除调节亚基对催化亚基的抑制作用而激活催化亚基。

2. 转导机制

cAMP–PKA 途径广泛存在于动物细胞内，被视为研究细胞信号转导途径的参照模式。下面以肾上腺素为例，介绍其如何作用于靶细胞 β 受体，通过 cAMP–PKA 途径调节细胞中糖原分解的生物学效应（图 8-5）。

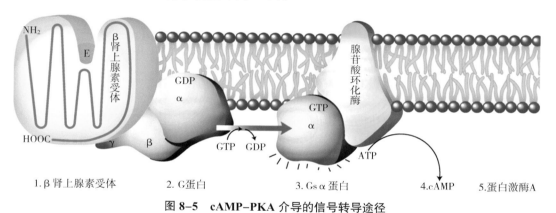

1. β 肾上腺素受体　　2. G蛋白　　3. Gs α 蛋白　　4.cAMP　　5.蛋白激酶A

图 8-5　cAMP–PKA 介导的信号转导途径

（1）肾上腺素与 β 受体结合　β – 肾上腺素受体（β –adrenergic receptor，β –AR）是具有典型的 7 次跨膜 α – 螺旋结构的 G 蛋白偶联型受体（GPCR）。胞外侧肽链结合肾上腺素，胞内侧肽链有若干个丝氨酸/苏氨酸残基，可被磷酸化，导致受体的脱敏或失活，其中胞内第三个环是 G 蛋白结合位点。肾上腺素与 β –AR 结合后，引起受体别构活化。

（2）Gs 蛋白激活腺苷酸环化酶　受体与 Gs α 结合激活 AC。

（3）AC 催化 cAMP 合成　胞膜上活化后的 AC 进一步催化胞质内的三磷酸腺苷（ATP），使其环化生成 cAMP。这个过程非常迅速，在几秒钟内即可使细胞 cAMP 水平升高 5 倍以上。胞内合成 cAMP 作为第二信使，能激活下游的蛋白激酶（主要是 PKA），在 cAMP 发挥作用后，被胞内磷酸二酯酶（PDE）迅速水解，恢复至原来的低水平。因此，胞质内 cAMP 活化与灭活的动态平衡取决于 AC 和 PDE 的交替作用。

（4）cAMP 激活蛋白激酶 A　细胞内蛋白激酶能催化蛋白质或酶发生磷酸化修饰，

从而改变其活性。其中有一类蛋白激酶依赖于 cAMP 的激活才能发挥修饰作用，被称为 cAMP 依赖性蛋白激酶（cAMP dependent protein kinase，PKA）。当两个 cAMP 分子结合到两个调节亚基上后，酶蛋白发生别构，催化亚基与调节亚基解离，PKA 被激活。

（5）PKA 催化靶蛋白发生磷酸化修饰　PKA 属于丝氨酸 / 苏氨酸激酶，将 ATP 末端的磷酸基团转移到靶蛋白的丝氨酸或苏氨酸残基上，从而影响靶蛋白的活性，产生生物学效应。

3. 转导效应

（1）短期效应　又称核外效应，PKA 作用于酶及效应蛋白，显效快，整个过程只需要几秒钟或几分钟。一方面，PKA 使磷酸化酶 b 激酶发生磷酸化并活化，促进肝糖原降解为 1- 磷酸葡萄糖；另一方面，PKA 又能催化糖原合酶发生磷酸化并失活，以抑制肝糖原的合成从而双重调节肝糖原分解，以提高血糖浓度。

（2）长期效应　又称核内效应，PKA 磷酸化修饰转录因子，调控基因表达，从而影响细胞增殖或细胞分化。整个转导过程需要几小时到几天，显效慢但持久（图 8-6）。

cAMP 通过与转录因子相互作用，调控部分基因表达。在有些基因的转录调控区域内有被称为 cAMP 反应元件（cAMP response element，CRE）的碱基序列，CRE 序列能被核内特异的转录因子——CRE 结合蛋白（CRE-binding protein，CREB）识别结合。当 Gs 偶联受体与配体结合后，通过 cAMP-PKA 途径，引起 PKA 催化亚基与调节亚基解离，转位入核内，催化 CREB 肽链 N 端转录活性区的丝氨酸残基（如 Ser_{133}）发生磷酸化修饰，核内 CBP（CREB binding protein）/P300 蛋白结合磷酸化 CREB，使后者发生二聚化而活化。活化的 CREB 与 CBP/P300 一起作用于 CRE 碱基序列，激活特异基因的转录。活化 CREB 又受蛋白磷酸酶 -1 作用去磷酸化而失活，从而关闭该基因转录。

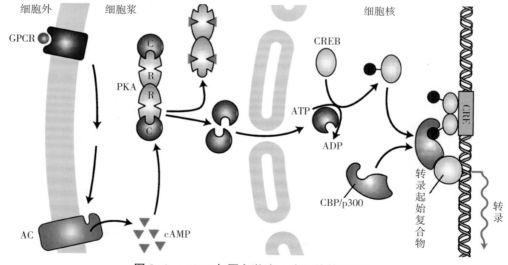

图 8-6　cAMP 与蛋白激酶 A 介导的基因表达

（二）IP₃–DAG 双信使传导途径

IP₃–DAG 途径是一组相互联系的信号通路，首先由某些信号分子作用于靶细胞膜特异受体（如乙酰胆碱作用于 M_1–AchR、肾上腺素作用于 α_1–AR、5–HT 作用于 5–HT₂–R、组胺作用于 H_1–R 等），使受体别构活化后，经过 Gq 蛋白介导，激活膜中 PLC$_\beta$，PLC$_\beta$ 水解甘油第三位上的磷脂键，催化细胞膜内侧的磷脂酰肌醇 –4,5– 二磷酸（phosphatidylinositol–4,5–bisphosphate，PIP₂），水解产生三磷酸肌醇（triphosphate inositol，IP₃）和 1,2– 甘油二酯（diacyl glycerol，DAG）。IP₃ 和 DAG 可分别作为第二信使激活 PKC 和 CaM 途径，引起一系列细胞反应（图 8–7）。

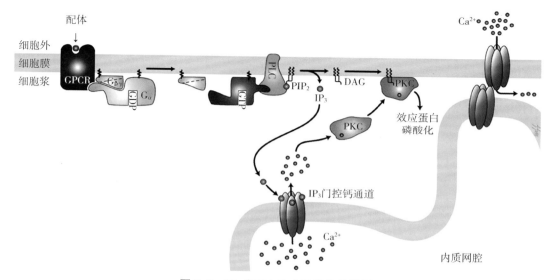

图 8–7 IP₃ 和 DAG 介导的信号转导

1. 第二信使 IP₃/DAG/Ca²⁺　磷脂酰肌醇（PI）是细胞膜内层脂成分，其所含有肌醇的羟基可被磷酸化，如经过两次磷酸化生成 PI（4,5）P₂。PI（4,5）P₂ 是许多细胞质蛋白的停泊位点，参与骨架形成、小泡融合及内吞作用等。

细胞内 Ca²⁺ 来源于细胞外 Ca²⁺ 跨膜内流和细胞内钙库（即内质网）的 Ca²⁺ 释放。在所有磷酸肌醇分子中，当肌醇的第 4、5 位上结合有磷酸基团时才会发生 Ca²⁺ 的释放，其中 I（1,4,5）P₃ 效应最强。内质网中 Ca²⁺ 的释放是通过 IP₃ 与内质网（肌细胞内称肌浆网）膜上的 IP₃ 受体（IP₃R）结合而实现的。IP₃R 由 4 个相同亚基构成，属于 Ca²⁺ 通道蛋白，与 IP₃ 结合后，IP₃R 别构，通道开放，钙库释放 Ca²⁺ 进入胞质；同时，IP₃ 被磷酸化为 IP₄，开启细胞膜钙通道，使胞外 Ca²⁺ 内流。使胞质内 Ca²⁺ 水平从基础的 10^{-7}mol/L 很快上升到 10^{-6}mol/L。Ca²⁺ 发挥调节功能后，内质网膜上的 Ca²⁺ 泵启动，将 Ca²⁺ 重新摄入内质网钙库；或开启细胞膜 Ca²⁺ 泵（如 Ca²⁺–ATP 酶和 Na⁺–Ca²⁺ 交换系统），将 Ca²⁺ 泵出细胞，从而迅速恢复 Ca²⁺ 浓度至基础水平。当 Ca²⁺ 不能及时泵出，胞内 Ca²⁺ 浓度持续升高超过 10^{-5}mol/L 以上时，易引起高 Ca²⁺ 的毒性作用。Ca²⁺ 与钙调蛋白（calmodulin，CaM）结合形成 Ca^{2+}– 钙调蛋白（Ca^{2+}–CaM）活性复合物。

1,2- 甘油二酯（DAG）生成后保留于细胞膜上，会被代谢掉而终止转导，其机制是水解或重新合成磷脂。

2. PKC 途径 DAG 在 Ca^{2+} 协同下激活蛋白激酶 C（protein kinase，PKC），对下游蛋白质或酶进行磷酸化修饰。此外，DAG 进一步分解产生花生四烯酸，代谢转变为前列腺素、白三烯和血栓素等活性物质。PKC 家族是一类丝氨酸 / 苏氨酸激酶，目前发现在哺乳类组织中至少有 12 种亚型，均为 600 ～ 800 个氨基酸残基构成的单一肽链，分子量为 67 ～ 83kDa，其结构可分为 4 个保守区 C1-C4 和 5 个可变区 V1 ～ V5。PKC 的 N 端调节结构域可以结合 Ca^{2+}、DAG 和磷脂，C 端有丝氨酸 / 苏氨酸激酶活性区。在静息细胞中，PKC 主要分布在细胞质，呈非活性状态。当 DAG 在质膜中出现时，胞质中的 PKC 被结合到质膜上，在高浓度 Ca^{2+} 的作用下被激活。右 PKC 被活化后，可使多种酶蛋白、生长因子受体、转录因子等肽链中的丝氨酸 / 苏氨酸残基发生磷酸化修饰而改变活性，呈现多种调节功能。

（1）短期效应 PKC 具有组织特异性，在不同的细胞内产生不同的效应。如磷酸化 Na^+–H^+ 交换体，促进 Na^+–H^+ 交换，使细胞内 pH 值升高；磷酸化心肌细胞钙泵，促进排钙，增加 Ca^{2+} 外向流量，导致心肌舒张。

（2）长期效应 DNA 碱基序列中有一段保守序列受 PKC 调控，称为 TPA 反应元件。TPA（12–O–tetradecanoyl phorbol–13–acetate，TPA）简称佛波醇酯（phorbol ester），是从巴豆种子中提取的一种致癌剂，结构与 DAG 相似，可以代替 DAG 激活 PKC，作用于 TPA 反应元件，促进基因表达。TPA 在细胞内不易被降解，对 PKC 的作用强于 DAG，使 PKC 处于持续激活状态，持久作用于 TPE 反应元件，导致基因异常表达，引起细胞过度增殖，促进癌变。另外，PKC 也可使 I–κB 磷酸化，降低与 NF–κB 的亲和力，NF–κB 解离，活化入核，作用于靶基因 κB 序列，促进相关基因转录。

3. 钙调蛋白途径 钙调蛋白（calmodulin，CaM）几乎存在于所有真核细胞中，由 148 个氨基酸残基组成单一肽链，其中酸性氨基酸残基比例较高，是一种酸性细胞质蛋白，与类钙调蛋白 CLP3、CLP4 和 CLP6 结合形成钙调蛋白家族。CaM 由 N 端结构域和 C 端结构域通过铰链区连接构成。N 端结构域和 C 端结构域各含 2 个称为 EF 手的螺旋 – 环 – 螺旋基序，每个 EF 手可以螯合一个钙离子，称为钙离子结构域（图 8-8）。CaM 的亲和力为 0.5 ～ $15×10^{-6}$mol/L。当胞内 Ca^{2+} 浓度从基础水平增高到 10^{-6}mol/L 时，Ca^{2+} 与 CaM 的钙离子结合域中酸性氨基酸残基以离子键结合，形成 Ca^{2+}–CaM 活性复合物，CaM 发生构象改变，中心螺旋伸展、暴露并弯曲，以利于结合靶蛋白，疏水区也暴露出来，提供与靶酶、CaM 拮抗剂的结合位点，将信号下传，激活下游多种靶蛋白或酶，引起广泛的生物学效应。

Ca^{2+}–CaM 活性复合物的靶蛋白（或酶）很多，如 AC、PDE、糖原磷酸化酶激酶（GPK）、钙调蛋白激酶（CaM kinases）、钙调磷酸酶（calcineurin，CaN）、肌球蛋白轻链激酶（myosin light chain kinase，MLCK）、钙泵（Ca^{2+}–ATPase）、eNOS、细胞骨架相

关蛋白、核内转录因子 CREB 等。因此 Ca²⁺–CaM 信号转导途径调节的细胞生理功能十分广泛，涉及炎症反应、代谢、细胞凋亡、肌肉收缩、细胞内运动、短期和长期记忆、神经生长以及免疫反应等。钙调素可以在细胞核内发挥功能，可能参与前 mRNA 的剪切和调控核糖体聚合，产生广泛生物学作用。

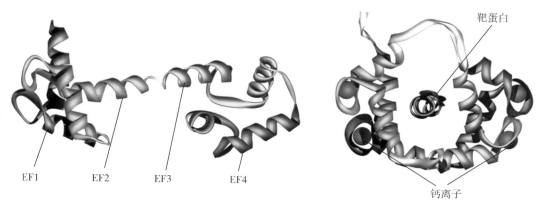

图 8-8　钙调蛋白构象

肌球蛋白轻链激酶（MLCK）是一种钙调素依赖酶，具有激酶和非激酶活性。催化肌动球蛋白磷酸化从而引起平滑肌的收缩活动。MLCK 由两个亚基组成，其小亚基为钙调蛋白，当 Ca²⁺ 与小亚基结合后，MLCK 空间构象发生改变，活化后的 MLCK 激活肌球蛋白 ATP 酶，催化肌球蛋白 20kD 轻链（MLC）发生磷酸化修饰，磷酸化的肌球蛋白轻链解除对肌球蛋白与肌动蛋白相互结合的阻碍，引起肌肉收缩。在完成兴奋过程后，Ca²⁺–CaM 又作用于质膜和肌浆网钙泵使之磷酸化，迅速降低胞内 Ca²⁺ 浓度，Ca²⁺ 与 CaM 解离，MLCK 失活；或在胞内的磷酸酶作用下，磷酸化的肌球蛋白轻链发生去磷酸化，引起肌肉松弛。

（三）cGMP– 蛋白激酶 G 途径

环磷酸鸟苷（cyclic GMP，cGMP）由鸟苷酸环化酶（guanylate cyclase，GC）催化 GTP 发生环化而成，在磷酸二酯酶（PDE）的催化下降解。cGMP 激活 cGMP 依赖性蛋白激酶（PKG），由 PKG 催化下游效应蛋白（酶）中丝氨酸 / 苏氨酸残基发生磷酸化修饰，产生生物学效应，该途径被称为 cGMP– 蛋白激酶 G 途径。cGMP 含量较低，仅为 cAMP 的 1/100 ～ 1/10，量效关系与 cAMP 相反。PKG 分子形状与质量类似 PKA，氨基酸组成上具有同源性。

1. 鸟苷酸环化酶的激活　GC 在细胞中有两种形式：一类为结合型 GC，存在于细胞膜及核膜等生物膜上；另一类为可溶性 GC，存在于细胞质中。两种 GC 具有组织特异性，如结合型 GC 主要存在于心血管、小肠等组织，可溶型 GC 主要存在于脑、肺、肝等器官。

2. cGMP 参与 NO 舒血管的信号转导过程　一氧化氮（nitric oxide，NO）是一种特殊的信使物质，可溶型的 GC 需要 NO 激活。

当乙酰胆碱（Ach）作用于血管内皮细胞 M-AchR，，经 Gq 蛋白介导激活磷脂酶 C_β（PLC_β），使磷脂酰二磷酸肌醇（PIP_2）水解，生成三磷酸肌醇（IP_3）和甘油二酯（DAG）。IP_3 引发胞内 Ca^{2+} 水平增高，形成 Ca^{2+}-CaM 活性复合物，激活血管内皮细胞一氧化氮合酶（NOS），催化精氨酸分解释出 NO。NO 进入血管平滑肌细胞内，激活细胞质可溶型 GC，合成 cGMP。cGMP 进一步激活 PKG，活化的 PKG 催化细胞膜／肌浆网膜钙泵发生磷酸化修饰，使 Ca^{2+} 移出胞外，平滑肌松弛而血管舒张。在乙酰胆碱作用于血管内皮细胞 M 型受体，引发平滑肌松弛的过程中，包括了 IP_3、Ca^{2+}、NO 和 cGMP 等在内的信号分子，整个信号转导过程呈级联放大效应，起到快速舒张血管作用（图 8-9）。

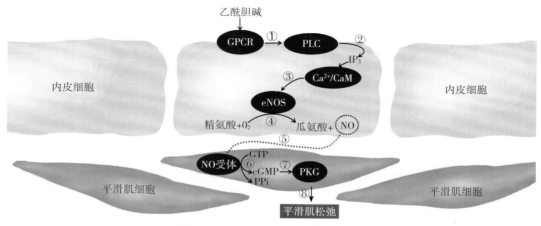

图 8-9　NO-cGMP 信号转导通路

应用叠氮化物抑制电子传递链能显著升高胞内 cGMP 水平，该实验进一步解释了硝酸甘油的作用机制。硝酸甘油已有上百年的临床应用历史，能快速缓解心绞痛。硝酸甘油进入体内转化为 NO，NO 通过上述途径引起血管平滑肌松弛，心肌舒张，血流恢复正常，心绞痛得以缓解。

3. cGMP 参与调节大脑海马区域 LTP 的形成　大脑海马等区域在受到反复刺激后可产生一种持续增强的突触效应，称为长时程增强（long-term potentiation，LTP），是构成学习与记忆基础的分子机制之一。在刺激后，突触后神经元内 NOS 催化产生少量 NO。NO 逆行扩散至突触前末梢，诱发突触前膜释放谷氨酸（Glu）。Glu 作用于突触后膜 N- 甲基 -D- 天冬氨酸受体（N-methyl-D-aspartate receptor，NMDA-R），引起 Ca^{2+} 内流，形成 Ca^{2+}-CaM 活性复合物，进一步激活 NOS，使胞内 cGMP 水平增高。cGMP 通过 PKG，磷酸化突触小泡蛋白，促进释放 Glu 递质，形成并维持 LTP，建立长期记忆。

（四）酪氨酸激酶受体途径

表皮生长因子（EGF）、成纤维细胞生长因子（FGF）、血小板源性生长因子（PDGF）、血管内皮生长因子（VEGF）、神经生长因子（NGF）、胰岛素（I）等许多生长因子受体属于酪氨酸激酶受体（RTK）家族。现已鉴定出 50 多种不同的 RTKs。在静息状态下以单体形式跨细胞膜，只跨膜一次，胞外侧与特异配体结合，胞内区具有潜在的酪氨酸激酶活性。

RTKs 与 PKA、PKC 不同，并不总是通过复杂的级联反应方式进行。当配体特异识别并结合受体后，受体发生别构，以二聚体的形式存在，胞内侧酪氨酸残基自身磷酸化而活化，磷酸化的酪氨酸残基区形成停泊位点，可募集细胞内含有特异 SH2 结构域的效应蛋白或酶。效应蛋白或酶与 RTKs 结合后，RTKs 发挥磷酸化作用，使效应蛋白或酶的肽链中酪氨酸残基发生磷酸化修饰而活化。RTKs 主要参与细胞生长、增殖与分化的调控。

1. PI3K-Akt 途径 以胰岛素为例，介绍 PI3K-Akt 途径。

（1）胰岛素受体 胰岛素受体（insulin receptor，IR）是由两个 α 亚基和两个 β 亚基通过二硫键连接形成的四聚体，α 亚基位于细胞膜外侧，有胰岛素结合位点；β 亚基横跨细胞膜，膜内侧肽链上有潜在的酪氨酸激酶活性，可将胰岛素受体底物（insulin receptor substrates，IRSs）磷酸化。当胰岛素与 IR α 亚基胞外侧肽链结合后，引起受体变构活化，使 β 亚基胞内侧酪氨酸残基发生自磷酸化修饰（IR-P），使激酶活性进一步增高，同时磷酸化的酪氨酸残基区（Pro-Asn-pTyr-Glu-Glu-Ile-Pro）成为胞质 IRS 的结合区域。当 IRS 结合到 IR 胞内侧磷酸化的酪氨酸残基区，受到 IR 酪氨酸激酶催化，发生磷酸化修饰。磷酸化的 IRS 作为多种蛋白的停泊点，激活下游含有 SH2 结构域的多种效应蛋白（如 PI3K、Ras 和 PLC$_\gamma$ 等），启动不同的信号转导通路。

（2）磷脂酰肌醇 3- 激酶蛋白家族 磷脂酰肌醇 3- 激酶蛋白家族（PI3Ks）参与细胞增殖、分化、凋亡和葡萄糖转运等多种细胞功能的调节。PI3K 磷酸化磷脂酰肌醇分子（PI）肌醇的第 3 位羟基，生成 PI-4,5- 二磷酸（PIP$_2$）和 3,4,5- 三磷酸酯酰肌醇（PIP$_3$）。PIP$_2$ 在磷脂酶 C 的作用下，生成甘油二酯（DAG）和肌醇 -1,4,5- 三磷酸（IP$_3$）等双信使分子。PIP$_2$ 和 PIP$_3$ 属于结合于质膜上的脂类信使物质，可作为含有 PH 结构域信号蛋白的停泊位点并激活这些蛋白，进而激活磷脂酰肌醇依赖性蛋白激酶（phosphoinositol dependent kinase，PDK$_1$），PDK$_1$ 能激活转位到膜上的蛋白激酶 B（protein kinase B，PKB）。

（3）蛋白激酶 B 蛋白激酶 B（PKB）是一种丝氨酸 / 苏氨酸激酶，Akt 等均属于 PKB 家族。活化的 PKB 游离入胞质，对胞内多种靶蛋白发挥作用。如 PKB 催化磷酸果糖激酶 2（PFK2）发生磷酸化修饰，PFK2 既具有 PFK2 激酶活性，又具有果糖双磷酸酶 2 活性。PFK2 发生磷酸化修饰后激酶活性降低而磷酸酶活性增高，有利于 2,6- 双磷酸果糖脱磷酸，转变为 6- 磷酸果糖，促进血糖分解。PKB 促进葡萄糖转运蛋白（GLUT4）整合到质膜，GLUT4 推动葡萄糖转运入细胞内代谢，降低血糖浓度。PKB

催化糖原合酶激酶 3（GSK3）发生磷酸化修饰而失活，失活的 GSK3 不能催化糖原合酶（GS）的磷酸化修饰，从而使 GS 维持高活性，促进肝糖原和肌糖原的合成。

2. Ras–MAPK 途径 Ras–MAPK 途径是调节细胞生长、增殖的重要信号传导途径。

（1）Ras 蛋白家族 Ras 是大鼠肉瘤（Rat sarcoma，Ras）的英文缩写。Ras 蛋白是癌基因 ras（H–、K–、N–ras）表达的小 G 蛋白，属单体鸟苷酸结合蛋白，相对分子质量为 21kDa。

Ras 蛋白的活化方式类似于异三聚体 G 蛋白的 α 亚基，当与 GTP 结合时（Ras–GTP）有活性，而与 GDP 结合时（Ras–GDP）无活性。Ras 蛋白活性形式的互变由 GTP 酶激活蛋白（GTPase activating protein，GAP）、鸟苷酸交换因子（Guanine nucleotide exchange factor，GEF 或称 SOS）、鸟苷酸解离抑制因子（Guanine nucleotide dissociation inhibitor，GDI）调控。

（2）生长因子受体结合蛋白 2 Ras 蛋白通过脂类锚定在细胞膜内侧面，并不直接与活性 RTKs 结合，生长因子受体结合蛋白 2（growth factor receptor binding protein，GRB2）是接头蛋白，含有 SH2 和 SH3 结构域。鸟苷酸交换因子（GEF）分子有 SH3 结构域，但没有 SH2 结构域，不能直接和受体结合，需要 GRB2 的连接。利用 GRB2 与 GEF 形成的复合物（GRB2–GEF），间接与活性 RTKs 结合。RTKs 与信号分子结合后，自身发生磷酸化形成二聚体，活化的 RTKs 通过胞内侧磷酸化酪氨酸残基区结合 GRB2 的 SH2 结构域，继而 GRB2 的 SH3 结构域与 GEF 结合，GEF 促使 GDP 从 Ras 蛋白上释放出来，以 GTP 取而代之，从而激活 Ras（图 8–10）。

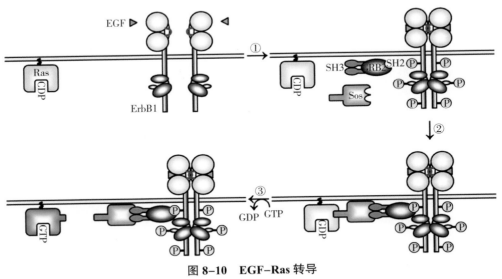

图 8–10 EGF–Ras 转导

（3）有丝分裂原激活蛋白激酶 有丝分裂原激活蛋白激酶（Mitogen activated protein kinase，MAPK）具有丝氨酸/苏氨酸蛋白激酶活性，可激活多种转录调节因子，激活特定的基因传递信号。MAPK 的激活需要其分子中特定的 Tyr 残基和 Ser 残基同时被磷酸化。MAPK 级联系统包括 MAPK（或称 ERK）、MAPK 激酶（MAPKK 或称 MEK）、MAPKK 激酶（MAPKKK，或称 Raf）等多种组分，能依次催化下游效应蛋白分子中的丝氨酸/苏氨酸残基发生磷酸化修饰。活化的 Ras（Ras-GTP）激活下游的 Raf、MEK 和 MAPK。MAPK 被磷酸化激活后，将信号从胞质带入胞核，催化 C-Fos、C-Jun、ATK-2、Myc 等多种转录因子发生磷酸化修饰，对 DNA 调控序列的亲和力加强，增强细胞生长相关基因的转录活性。如 Fos 和 Jun 进一步相互作用形成活化蛋白转录因子-1（activator protein 1，AP-1），AP-1 为异二聚体转录因子，进而调节其下游一系列基因启动子区域中含有 AP-1 结合位点靶基因的转录表达，如周期蛋白 D（cyclin D）表达增强，调节细胞从 G_1 期进入 S 期，促进细胞的生长、增殖与分化等（图 8-11）。

（4）转录终止 在信号通路发挥作用后，GTP 酶激活蛋白（GTPase activating protein，GAP）激活 Ras 蛋白的 GTP 酶，将 GTP 水解成 GDP，重回无活性的 Ras 蛋白-GDP 状态。MAPK 磷酸酶（MKP-1）可以使 MAPK 脱磷酸而失活，从而终止该途径的信号转导活性。

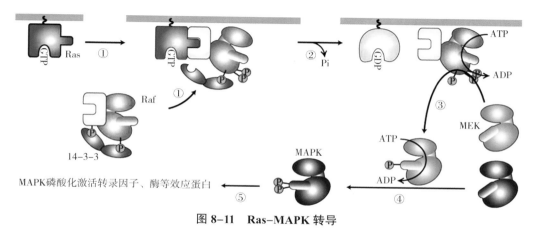

图 8-11　Ras-MAPK 转导

（5）转导异常 大约有 30% 人类癌瘤患者存在 *ras* 基因突变，最常发现的 Ras 突变是第 12 位甘氨酸，13 位甘氨酸或 61 位谷氨酰胺被其他氨基酸残基所取代，突变导致 Ras 和 GTP 的亲和力增强，Ras 突变是组成性激活突变。如果 Ras 蛋白活性被永久性激活，会导致细胞生长失控。突变后 Ras 的 GTP 酶活性下降，Ras-GTP 不能正常转化为 Ras-GDP，造成 Ras-Raf-MEK-ERK 通路过度激活，因而导致高活性 Ras 蛋白的产生，细胞即使在无生长因子刺激下，也会不受制约地过度增殖导致肿瘤。

（五）受体偶联酪氨酸激酶途径

细胞因子（cytokine）是指由免疫细胞及其他细胞合成并主动分泌的一类小分子量的可溶性蛋白质，包括淋巴因子、干扰素、白细胞介素、红细胞生成素、肿瘤坏死因子、趋化因子和集落刺激因子等。细胞因子介导的信号通路有 JAK-STAT 途径、MAPK 途径、IP_3-DAG 途径和 PI_3K-Akt 途径等，以 JAK-STAT 途径最为典型。50 多种细胞因子如生长激素、催乳素通过 JAK-STAT 途径调节细胞的增殖、分化与凋亡。

JAK-STAT 途径发现于干扰素的信号传导研究中，现在已知在几乎所有细胞因子信号，如干扰素（IFN）、白细胞介素（IL-2、IL-3）、瘦素（Leptin）、促红细胞生成素（erythropoietin，EPO）等的传递中都发挥重要作用。

1. 核心成分　JAK-STAT 途径的核心成分包括细胞因子受体、JAK 激酶、转录因子 STAT 等。

（1）细胞因子受体　细胞因子受体（cytokine receptor）细胞外结构域含有配体结合区，胞内结构域通过非共价键募集酪氨酸激酶 JAK，某些酪氨酸残基会被磷酸化激活并募集含 SH2 结构域的信号转导蛋白，如 STAT、SHC、GRB2、PLCγ、PI3K。细胞因子受体未与细胞因子结合时以单体形式存在，与细胞因子结合时形成受体二聚体。

（2）JAK 激酶　人类中发现三种 JAK 激酶（Janus Kinase，两面神激酶），属于酪氨酸激酶家族。该家族成员有 7 个同源区（JH1～JH7），其中 JH1 区为激酶区。JAK 分子含 SH2 结构，即受体结构域，介导 JAK 激酶与细胞因子受体的胞内结构域结合；含有 1-6 个自身磷酸化位点，还含有两个活性中心，既可以催化自身磷酸化，又可以催化所结合的细胞因子受体及其他信号分子磷酸化，所以被称为古罗马神话中的 Janus。

（3）信号传导及转录激活因子　信号传导及转录激活因子（signal transducer activator of transcription，STAT）是一类转录因子，一级结构中间序列构成 DNA 结合域，含有核定位信号。DNA 结合域下游有受体结合域，是一个 SH2 结构域，可以与特定的磷酸化酪氨酸残基结合。SH2 结构域下游有一个特定酪氨酸残基，可以被 JAK 激酶磷酸化。STAT 通常以无活性同二聚体结构存在于细胞质中，被磷酸化激活后形成同二聚体或异二聚体，进入细胞核内与靶基因结合，促进其转录。

2. 转导机制　以 γ- 干扰素为例介绍 JAK-STAT 途径（图 8-12）。

IFNγ 等细胞因子的受体本身缺乏酪氨酸激酶活性。当配体特异性结合受体后，引起受体别构，形成二聚体或寡聚体，与胞质中 JAK 结合，JAK 催化受体胞内酪氨酸残基发生磷酸化修饰，形成特异靶蛋白的停泊位点，募集并磷酸化下游的靶蛋白 STAT，磷酸化的 STAT 发生二聚化，并暴露核定位序列（nuclear localization sequence，NLS），转移入细胞核，将信号下传。

近年来研究发现，MAPK 可能处于调节 Ras-MAPK 途径和 JAK-STAT 途径的关键位置。仅有 JAK 激活不足以最大程度地发挥 STAT 转录激活活性，同时伴随着 MAPK 的活化。STAT3 在传导信号时不仅发生了 Tyr 残基磷酸化，同时还有 Ser 残基磷酸化，且磷酸化的 Ser 残基为与 DNA 上的调节区结合所必需，并在体外成功地用 MAPK 使含此序列的多肽 Ser 残基磷酸化。STAT 是 MAPK 的天然底物之一。

3. 转导效应　JAK-STAT 途径参与调节细胞的增殖、分化、凋亡及免疫反应等重要生物学过程。IFNγ 通过 JAK-STAT 途径激活蛋白激酶 PKR 等 60 多种基因表达，抑制 *MYC* 基因表达，产生抗病毒效应，抑制转化细胞增殖，激活巨噬细胞，促进 Th0 细胞分化为 Th1 细胞，抑制 Th2 细胞增殖，促进细胞毒性 T 细胞成熟及杀伤活性，促进 B 细胞分化，激活中性粒细胞、NK 细胞、血管内皮细胞等效应。

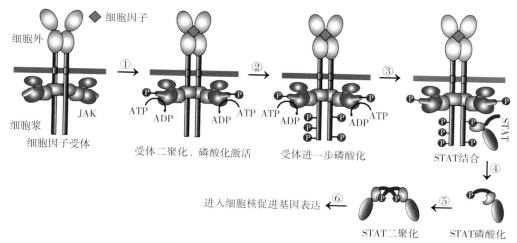

图 8-12　JAK-STAT 信号转导途径

（六）丝氨酸／苏氨酸激酶受体途径

该途径主要特点是受体具有丝氨酸／苏氨酸激酶活性，主要包括转化生长因子（transforming growth factor-β，TGF-β），转化生长因子 β 受体和 Smad（Sma and Mad homologue）蛋白家族等成员。

TGF-β 是一类多功能的多肽类生长因子，参与细胞生长、分化、胚胎发育、损伤修复等。

1. 核心成分

（1）TGFβ 受体　　TGFβ 受体属于单次跨膜的丝氨酸／苏氨酸激酶受体，有 TGFRI、TGFR Ⅱ 和 TGFR Ⅲ 三种亚型：分别由 479 个氨基酸残基、565 个氨基酸残基和 831 个氨基酸残基组成。TGFR Ⅲ 是单体，只有配体结合区，为 TGFR Ⅱ 募集 TGF-β，TGFRI 和 TGFR Ⅱ 都是跨膜同二聚体，细胞内结构域有丝氨酸／苏氨酸激酶活性，TGFR Ⅱ 是 TGF-β 的直接受体，但即使不与 TGFβ 结合也能催化自身磷酸化，是组成性激酶。TGFRI 无配体结合区，可磷酸化激活 R-smad。

（2）Smad 蛋白家族　　Smad 蛋白即 Sma 和 Mad 相关蛋白，与线虫 Sma 蛋白、果蝇 Mad 蛋白同源。目前发现 Smad 蛋白家族至少有 9 个成员，命名为 Smad1～Smad9，可分为三类：受体激活型 Smad（receptor activated smad，包括 R-Smad1、2、3、5、9）在特定的 TGF-β 超家族成员信号通路中发挥作用；协同型 Smad（common smad，Co-Smad 4）参与所有的 TGF-β 超家族成员的信号途径，被磷酸化后与 R-Smad 形成异聚体，发生核转位以调节靶基因转录；抑制型 Smad（Inhibitory Smad，包括 Ⅰ-Smad 6、7）能阻断 R-Smad 与受体或 Co-Smad 的结合，发挥负调控作用。

2. 转导机制　　TGF-β 二聚体直接或通过 TGFR Ⅲ 与膜上 TGFR Ⅱ 受体二聚体结合形成 TGF-β$_2$-TGFR Ⅱ$_2$ 异四聚体，再与 TGFRI 二聚体形成 TGF-β$_2$-TGFR Ⅱ$_2$-TGFRI$_2$ 六聚体，将 TGFRI 胞内结构域丝氨酸和苏氨酸磷酸化激活，TGFRI 磷酸化

R-Smad，使其核定位信号暴露，两分子 R-Smad 和一分子 co-Smad 4、两分子 β 输入蛋白结合，形成 Smad 寡聚体，进入细胞核内，在其他转录因子协同下作用于靶基因 DNA 调控序列，调节相应的靶基因转录，呈现特异的生物学效应。

在 TGF-β-Smad 信号转导过程中，Smad6、Smad7 过度表达时可以抑制 R-Smad 的磷酸化修饰，使信号转导受阻。通过调控配体活性、受体活性、Smad 蛋白与受体相互作用、R-Smad 蛋白的降解等，也能影响 TGF-β/Smad 通路的信号转导过程。

3.转导效应　TGF-β 与其他生长因子共同调节细胞增殖、细胞分化、胚胎发育、造血调控、免疫调节等。

（七）核因子 NF-κB 途径

激活 NF-κB 途径的信号分子既有细胞因子（如肿瘤坏死因子 α、白细胞介素）、生长因子（如 EGF、PDGF、NGF）、自由基等信号分子作用，又有辐射等物理信号刺激，还有细菌、病毒等病原体感染，这些信号激活 NF-κB 途径，调控基因表达。

1.核心成分　NF-κB 信号通路的核心成分包括核因子 κB、NF-κB 抑制蛋白、IκB 激酶等。

（1）核因子 NF-κB　核因子 NF-κB（nuclear factor-κB，NF-κB）是从 B 淋巴细胞核提取物中被发现，可与免疫球蛋白 κ 链基因增强子 κB 序列特异结合的快反应转录因子，存在于细胞质中，参与多种生理或病理过程，如炎症和免疫反应、细胞凋亡、细胞周期控制与分化等。

NF-κB 是组成型转录因子，即在细胞内保持低水平的持续活性，同时又是诱导型转录因子，在应激状态下，NF-κB 活性异常增高，导致大量炎症因子过度释放，严重时，可导致全身多器官功能衰竭。

NF-κB 又称 NF-κB/Rel 家族，在哺乳动物细胞中共有五个成员：p50（NF-κB1）、p52（NF-κB2）、RelA（p65）、RelB 和 c-Rel。p50 和 p52 由前体蛋白 p105 和 p100 水解产生。N- 末端均有约 300 个氨基酸残基构成的高度保守的 Rel 同源区（rel homology domain，RHD），有 DNA 结合部位、NLS、二聚化域、与 IκB 作用的区域。RelA、RelB、C-Rel 的 C- 端有反激活结构区（transactivation domain）。p50 和 p52、p105 和 p100 前体分子的 C- 端含多个锚蛋白重复序列（ankyrin repeat motif）。

NF-κB1（p50）和 RelA（p65）两个亚基构成的二聚体，常用 p65/p50 或 NF-κB 表示。静息态时，胞浆中 NF-κB 与 NF-κB 抑制蛋白家族 IκB 结合，以无活性的异寡聚体的形式存在，常用 NF-κB/IκB 表示。

（2）NF-κB 抑制蛋白　哺乳动物细胞中发现的 NF-κB 抑制蛋白（IκB）家族有 5 个成员，与 NF-κB 二聚体结合（主要作用于 p65），使其不能核转位与 DNA 结合，或者发生变构抑制核内 NF-κB 与 DNA 的结合。

（3）IκB 磷酸化激酶　IκB 磷酸化激酶（IKK）可以催化 NF-κB 抑制蛋白磷酸化，解除对 NF-κB 的抑制。IKK 由催化型亚基 IKK-α、IKK-β 和调节亚基 IKK-γ 构成。磷酸化 IKK 与泛素蛋白（ubiquitin）共价结合；泛素化的 IκB 迅速被蛋白酶复合物识别降解。胞浆中 NF-κB 游离出来，NLS 暴露，NF-κB 进入核内，特异性地与靶基因 DNA 调控元件的 κB 序列结合，调节特异基因转录。

2. 转导效应 以肿瘤坏死因子（TNF-α）为例，除肝细胞外的许多细胞，如活化的巨噬细胞、单核细胞、某些 T 细胞、NK 细胞都可以合成 TNF-α。TNF-α 与肿瘤坏死因子受体（TNF-R1）结合，TNF-R1 通过死亡结构域（DD）募集 TNF-R1 相关死亡结构域蛋白（TRADD），TRADD 通过死亡结构域募集肿瘤坏死因子受体相关因子 2（TRAF2）同三聚体或者 TRAF1、TRAF2、TRAF3 异三聚体。TRAF2 是 E3 泛素连接酶，催化受体相互作用蛋白 1（RIP1）、NF-κB 诱导激酶（NIK）多聚泛素化激活。RIP1 蛋白通过 IKK-γ 结合募集 IKK，NIK 催化 IKK-α、IKK-β 磷酸化激活，IKK 激活后与 RIP1 蛋白解离。IKK 催化 NF-κB-IκB 三聚体中 IκBα 磷酸化，募集 D3 泛素结合酶（UBE2D3）、泛素连接酶等，并被催化多聚泛素化。多聚泛素化 IκBα 由蛋白酶体降解，释放 NF-κB，进入细胞核作用于靶基因调控元件，激活基因表达（图 8-13）。

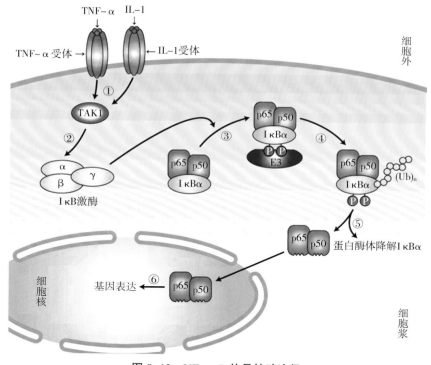

图 8-13 NF-κB 信号转动途径

3. 转导效应 NF-κB 对于维持正常免疫功能和调节炎症反应具有十分重要的作用。其生物学活性十分广泛，如炎症、免疫、细胞生长与分化、细胞凋亡、肿瘤等。

二、细胞内受体介导的信号转导途径

细胞内受体绝大多数是转录因子是 DNA 结合蛋白，与配体结合后通过 DNA 结合域与靶基因的增强子结合，调控基因表达。属于转录因子的细胞内受体称为核受体

（nuclear receptor）。

1. 核受体分类　核受体超家族包括类固醇激素受体（steroid hormone receptor，SR）、维生素 D 受体（vitamin D receptor，VDR）、视黄酸受体（retinoic acid receptor，RAR）、甲状腺激素受体（thyroid hormone receptor，TR）等。另有一部分受体的配体尚未得到证实，被称为孤儿受体（orphan receptor）。类固醇激素受体又包括糖皮质激素受体（glucocorticoid receptor，GR）、盐皮质激素受体（mineralocorticoid receptor，MR）、孕激素受体（progesterone receptor，PG）、雄激素受体（androgen receptor，AR）、雌激素受体（estrogen receptor，ER）等。其中糖皮质激素受体主要位于胞质中，其他受体大多在细胞核中。

2. 糖皮质激素受体转导机制　糖皮质激素（glucocorticoid，GC）是由肾上腺皮质分泌的脂溶性激素，直接穿过细胞膜脂质双分子层进入胞内。GR 广泛存在于机体各种组织的细胞质中，由 800 个氨基酸构成，包括 3 个功能区即 N 端的转录活化区、C 端的糖皮质激素结合区和中间的 DNA 结合区（DNA binding domain，DBD），DNA 结合区具有两个锌指结构（zinc finger），可镶嵌在 DNA 的大沟中与 DNA 结合。静息状态时，GR 与两个热休克蛋白 90（Hsp90）构成无活性的异聚体复合物，分子量约为 300 kDa。当 GC 与 GR 特异结合后 GR 构象改变与 Hsp90 解离，激素 – 受体复合物二聚化形成同二聚体活化，活化的受体进入细胞核。

在靶基因（如磷酸烯醇式丙酮酸羧激酶基因）中存在可与激素 / 受体复合物发生特异性结合的核苷酸序列，称为激素反应元件（Hormone response element，HRE）如糖皮质激素反应元件（GRE）。活化的 GR 作用于靶基因中 GRE 碱基序列，募集其他辅助激活因子修饰组蛋白，发生染色质重构，并结合其他转录因子形成转录起始复合物，从而激活或抑制特异基因转录（图 8–14）。

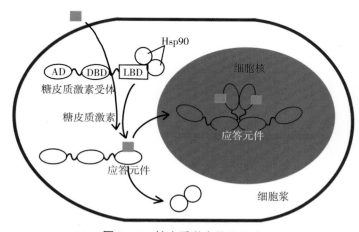

图 8–14　糖皮质激素信号通路

形成信号网络的各种信号通路具有机制和效应的复杂性和多样性，这是复杂的生命过程对多变的生存环境做出反应的结果。信号转导过程中，信号分子通过一些双向反应，适时、有效地参与信号转导。信号转导很多环节都是酶促反应，是一个级联反应的过程。信号通路所包含的酶促反应环节越多，级联反应效应越显著。信号通路具有特异性和通用性。特异性是指特定信号分子激活特定组织细胞中特定的信号通路，产生特异应答。不同信号的特异程度有很大差异，有的只作用于少数组织细胞，有的作用范围遍及全身。通用性是指不同信号转导分子转导的信号汇合于同一信号通路。信号网络还具有复杂性和精密性。一种信号分子可以激活不同组织的不同信号通路，产生不同的效应。一种受体可以激活不同的信号通路，产生不同的效应。不同信号转导分子可以参与不同的信号通路，产生不同的效应，并介导其相互协同或制约。不同的信号通路可以作用于同一靶分子或靶基因，产生效应可能一致，也可能相反。

第九章　重组 DNA 技术

　　重组 DNA 技术（recombinant DNA technology）又称基因工程（genetic engineering），是 DNA 克隆所采用的技术和相关工作的统称。DNA 克隆（DNA cloning）又称分子克隆（molecular cloning）或基因克隆（gene cloning）。分子克隆是在体外将某种 DNA 片段（目的 DNA）与载体 DNA 连接成重组的 DNA 分子，导入到合适的受体细胞，使其在细胞中扩增，最终获得该 DNA 片段大量拷贝，并使受体细胞获得新的遗传特征的过程。基因工程与当前发展的蛋白质工程、酶工程和细胞工程共同构成生物工程。

　　1972 年，斯坦福大学 Berg 等用 λ 噬菌体的 DNA 片段和大肠杆菌 DNA 片段构建重组的 SV40。1973 年，Cohen、Chang 和 Boyer 等用携带四环素抗性基因的 pSC101 和链霉素抗性基因的 RSF1010 构建的重组质粒转化大肠杆菌，同年，他们又在大肠杆菌中克隆表达了非洲爪蟾 18S 和 28SrRNA 基因。1978 年，重组 DNA 技术生产人胰岛素获得成功。1983 年，重组人胰岛素获准上市。1990 年，Anderson 用重组 DNA 技术对一名患有重症联合免疫缺陷的儿童进行基因治疗。

　　重组 DNA 技术为细胞的增殖分化、肿瘤发生发展的基础研究提供研究手段，也为医药卫生和工农业生产开辟了新的发展领域。

第一节　工具酶

　　重组 DNA 分子技术需要工具酶，最重要的是限制性核酸内切酶和 DNA 连接酶。

一、限制性核酸内切酶

　　限制性核酸内切酶（restriction endonuclease，RE）又称限制性酶、限制酶、限制性内切酶，是由细菌产生的能识别双链 DNA 中特定序列并水解该序列内部或一侧特定位点的磷酸二酯键的核酸内切酶。该特定序列称为限制位点。

　　在细菌体内限制性内切酶消化含有限制性酶切位点的外源性的 DNA，从而抗转化，如噬菌体 DNA 感染率仅为 10^{-4}。虽然细菌自身 DNA 中也具有同样的限制位点，但其中某些碱基被甲基化修饰而使限制位点受到保护。这种细菌内部的限制与修饰作用分别由核酸内切酶和甲基化酶完成，构成限制修饰系统，起防御作用，降解外源 DNA，保护自身 DNA，稳定细菌的遗传性状。

（一）限制酶的命名

限制酶大都用产生该酶的细菌的学名来命名，第 1 个字母取自该细菌的属名，用大写；第 2～3 个字母取自该细菌的种名，用小写；第 4 个字母代表菌株（有时无）；用罗马数字代表同一菌株中不同限制酶的编号，用来表示发现酶的时间顺序；前 3 个字母用斜体。如 *Eco*R Ⅰ：E 代表 *Escherichia* 属，co 代表 *coli* 种，R 代表 RY13 株，Ⅰ 代表该菌株中首次分离到的限制酶；Hind Ⅲ：H 代表 *Haemophilus* 属，in 代表 *influenzae* 种，d 代表 Rd 株，Ⅲ 代表该菌株中第 3 个被分离到的限制酶（表 9–1）。

表 9–1　常用限制性核酸内切酶

微生物名称	酶名称	识别序列
Bacillus amyloliquefaciens H 解淀粉芽孢杆菌	*Bam*H Ⅰ	G ↓ GATCC
Bacillius globigil 球芽孢杆菌	*Bgl* Ⅱ	A ↓ GATCT
Escherichia coli RY$_{13}$ 大肠杆菌	*Eco*R Ⅰ	G ↓ AATTC
Haemophilus influenzae 流感嗜血菌	Hind Ⅲ	A ↓ AGCTT
Providencia stuartii 164 普罗威登细菌	*Pst* Ⅰ	CTGCA ↓ G
Streptomyces albus Subspecies pathocidicus 白色链球菌	*Sal* Ⅰ	G ↓ TCGAC

（二）限制内切酶的分类

根据酶结构、作用及与 DNA 结合和裂解的特异性，将限制酶分为 3 型。

1. Ⅰ型限制酶　三聚体结构，多酶复合体，具有限制性内切酶和 DNA 修饰酶活性，这种酶通常在识别位点下游 1kbp 范围内切割 DNA，切割位点不确定。

2. Ⅲ型限制酶　二聚体结构，多酶复合体，具有限制性内切酶和 DNA 修饰酶活性，能在识别位点附近切割 DNA，切割位点很难预测。

在基因克隆中，Ⅰ型和Ⅲ型酶都没有多大的实用价值。

3. Ⅱ型限制酶　单体酶，绝大多数只有限制性内切酶活性，是基因工程中剪切 DNA 分子的常用工具酶。可在 DNA 分子内部的特异位点识别和切割双链 DNA，其切割位点的序列可知、固定。通常所说的限制内切酶就是指这一类酶。

（三）限制酶的识别和切割位点

限制位点通常含有 4～8bp，具有回文序列或反向重复序列。在 DNA 中，平均 4096bp 有一个 6bp 的限制性酶切位点。因此可被一种限制性内切酶消化成平均长度为 4kb 的片段，称为限制性酶切片段、限制性片段。限制性片段形成两种末端。

1. 切割限制位点的对称轴，产生平端，如 *Sma* Ⅰ。

$$\begin{array}{ccc}
5'\text{-CCCGGG–}3' & & 5'\text{-CCC} \quad + \quad \text{GGG–}3' \\
3'\text{-GGGCCC–}5' & \xrightarrow{\quad Sma\,\text{I} \quad} & 3'\text{-GGG} \qquad \text{CCC–}5'
\end{array}$$

2. 在限制位点的两个对称点错位切割 DNA 链，产生带单链尾的黏端（sticky end 或 cohesive end），包括 5′– 黏端和 3′– 黏端。

如 EcoR I 切割后产生 5′– 黏性末端，Pst I 切割后产生 3′– 黏性末端。

$$5'-GAATTC-3' \xrightarrow{EcoR\,I} \quad 5'-G \qquad AATTC-3'$$
$$3'-CTTAAG-5' \qquad\qquad 3'-CTTAA \quad + \quad G-5'$$

$$5'-CTGCAG-3' \xrightarrow{Pst\,I} \quad 5'-CTGCA \qquad G-3'$$
$$3'-GACGTC-5' \qquad\qquad 3'-G \quad + \quad ACGTC-5'$$

3. 特殊性质的 II 型限制酶

（1）同裂酶　同裂酶（isoschizomer）又称异源同工酶，是从不同的原核生物中分离出来的不同的酶。它们识别相同的序列，在切割 DNA 时，其切割点相同，产生相同的末端。如 Aha III 和 Dra I 的识别和切割序列都相同，产生平端。

（2）异功酶　异功酶（neoschizomer）又称同位酶，是从不同的原核生物中分离出来的不同的酶。识别相同的序列，在切割 DNA 时，其切割点是不同的，产生不同的末端。如 Kpn I 和 Asp718 I 的识别位点相同，但切割位点不相同，前者产生 3′– 黏性末端，而后者产生 5′– 黏性末端。

$$5'-GGTACC-3' \xrightarrow{Kpn\,I} \quad 5'-GGTAC \qquad C-3'$$
$$3'-CCATGG-5' \qquad\qquad 3'-C \quad + \quad CATGG-5'$$

$$5'-GGTACC-3' \xrightarrow{Asp718\,I} \quad 5'-G \qquad GTACC-3'$$
$$3'-CCATGG-5' \qquad\qquad 3'-CCATG \quad + \quad G-5'$$

（3）同尾酶　有些限制酶的识别序列不同，但是它们作用后产生相同的黏性末端，故称为同尾酶（isocaudarner）。如 Mbo I、BamH I、Bgl II 的识别切割序列分别如下。

（4）可变酶　可变酶识别序列中的 1 个或几个碱基是可变的，并且识别序列往往超过 6 个 bp。如 Bstp I，其识别序列为 GGTNACC，其中 N 即为一个可变的核苷酸。

限制酶的识别与切割位点见下表（表 9-2）。

表 9-2　限制酶的识别与切割位点

种类	酶类	举例	识别切割位点
多数酶	限制位点不同，切割产生不同末端	Hind III	5′-A·A-G-C-T-T-3' 3′-T-T-C-G-A·A-5'
		Sal I	5′-G·T-C-G-A-C-3' 3′-C-A-G-C-T·G-5'
异功酶	限制位点相同，切割产生不同末端	Kpn I	5′-G-G-T-A-C·C-3' 3′-C·C-A-T-G-G-5'
		Asp718 I	5′-G·G-T-A-C-C-3' 3′-C-C-A-T-G·G-5'
同裂酶	限制位点相同，切割产生相同末端	Aha III, Dra I	5′-T-T-T·A-A-A-3' 3′-A-A-A·T-T-T-5'

续表

种类	酶类	举例	识别切割位点
同尾酶	限制位点不同，切割产生相同末端	*Bam*H Ⅰ	5′–G·G–A–T–C–C–3′ 3′–C–C–T–A–G·G–5′
		Bgl Ⅱ	5′–A·G–A–T–C–T–3′ 3′–T–C–T–A–G·A–5′
可变酶	限制位点含可变碱基（N）	*Tth* Ⅳ	5′–G–A–C–N·N–N–G–T–C–3′ 3′–C–T–G–N–N·N–C–A–G–5′

（四）限制酶的应用

限制性内切酶除作为基因工程剪切 DNA 的工具外，广泛应用于分子生物学研究的各个领域内，包括探针制备、DNA 杂交、限制性酶切图谱分析、DNA 指纹分析、基因组 DNA 文库构建、DNA 测序、DNA 同源性比较等。

二、DNA 聚合酶

（一）DNA 聚合酶 Ⅰ

DNA 聚合酶 Ⅰ 是在 *E.coli* 中发现的 DNA 聚合酶，是多功能酶，有 3 种酶的活性中心：主要用于催化 DNA 缺口平移反应，制备高比活性 DNA 探针；催化合成第二条 dscDNA 链；补平或标记 DNA5′ 黏性末端；DNA 序列分析。

（二）Klenow 片段

用枯草杆菌蛋白酶可将 DNA 聚合酶 Ⅰ 裂解为 36000 和 76000 两个片段，大片段称为 Klenow 片段（Klenow fragment）（图 9-1）。具有 5′→3′ 聚合酶活性及 3′→5′ 外切酶活性，而失去了 5′→3′ 外切酶活性。具有 3′→5′ 外切酶活性能保证 DNA 复制的准确性，把 DNA 合成过程中错误配对的核苷酸去除，再把正确的核苷酸接上去。

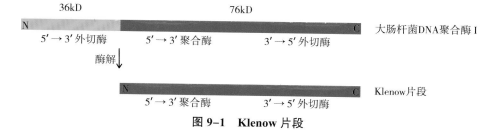

图 9-1　Klenow 片段

Klenow 片段的主要是补平或标记 DNA5′ 黏性末端、合成 dscDNA 和 DNA 序列分析。

（三）TaqDNA 聚合酶

TaqDNA 聚合酶是依赖 DNA 的耐热 DNA 聚合酶，是最初从嗜热水生菌中提取纯化出来的。TaqDNA 聚合酶主要用于 PCR 和 DNA 测序。

（四）逆转录酶

逆转录酶是以 RNA 为模板合成 DNA 的 DNA 聚合酶，合成的 DNA 产物称为互补 DNA（cDNA）。逆转录酶主要应用于将 mRNA 逆转录成 sscDNA、补平和标记 5′- 黏性末端突出、DNA 序列分析、制备杂交探针等。

三、DNA 连接酶

DNA 重组需要 DNA 连接酶，DNA 连接酶催化双链 DNA3′ 端羟基与另一双链 DNA 的 5′- 端磷酸基连接，形成 3′,5′- 磷酸二酯键，使具有相同黏性末端或平端的 DNA 末端连接起来。把目的 DNA 分子和载体 DNA 分子连接起来，或连接双链 DNA 中 2 条链的切口。常用的 DNA 连接酶包括大肠杆菌 DNA 连接酶和 T4 DNA 连接酶。

1. 大肠杆菌 DNA 连接酶　由大肠杆菌 ligA 基因编码，在大肠杆菌 DNA 复制、修复和重组过程中起作用。最适温度为 37℃，但连接互补黏性末端时反应温度要低一些，因为黏性末端较短，温度过高时不易退火，无法连接。大肠杆菌 DNA 连接酶消耗 NAD^+。

2. T4 DNA 连接酶　由 T4 噬菌体的 30 基因编码，存在于噬菌体感染的大肠杆菌中。T4 DNA 连接酶需要消耗 ATP，但高浓度 ATP（5mmol/L）会抑制 T4 DNA 连接酶。

DNA 连接酶的底物要求：两条双链 DNA 片段间存在互补的黏性末端或平头末端；或 1 条带有切口的双链 DNA 分子。

四、碱性磷酸酶

碱性磷酸酶（alkaline phosphatase）能去除 DNA 或 RNA5′- 端的磷酸基团。制备载体时，用碱性磷酸酶处理后，可防止载体自身连接，提高重组效率。

五、末端脱氧核苷酸转移酶

末端脱氧核苷酸转移酶（terminal deoxynucleotidyl transferase，TdT），简称末端转移酶，是将脱氧核苷酸加到 DNA 的 3′- 端羟基上，主要用于探针标记，或者在载体和待克隆的片段上形成同聚物尾便于连接。

第二节　常用载体

重组 DNA 技术的一个重要环节是把目的 DNA 导入宿主细胞，并在宿主细胞内扩增。目的 DNA 不能自己进入宿主细胞，更不能自我复制，需要把目的 DNA 连接到一种特定的、可以复制的 DNA 中，这种 DNA 分子就是载体。载体（vector）是指能在连接酶作用下和外源 DNA 片段连接，实现外源 DNA 的无性繁殖或表达有意义的蛋白质所采用的 DNA 分子。

一、载体的分类

目前用于基因工程中的载体有克隆载体和表达载体。

1. 克隆载体 用来克隆和扩增 DNA 片段的载体为克隆载体（cloning vector），包括质粒、噬菌体及病毒等。克隆载体必须具备的条件：①可自我复制，能借助自身的复制和调控系统对携带的目的基因进行复制增殖。②具备限制内切酶单一切割位点即多克隆位点（MCS）。③具有多个筛选标记和选择标记，包括抗药性、营养缺陷型、噬菌斑形成及显色反应等。④分子量尽可能小，有足够的容量容纳外源 DNA 片段。⑤可导入受体细胞。

2. 表达载体 用来表达目的基因的载体为表达载体（expression vector）。表达型载体除具有克隆载体所具有的特性外，还具备表达系统元件。表达载体包括原核表达载体、真核表达载体和穿梭载体，原核表达载体是以原核细胞为宿主的质粒载体、噬菌体载体、黏粒载体和细菌人工染色体。真核表达载体是以真核细胞为宿主的病毒载体和酵母人工染色体。穿梭载体可以转化不同宿主细胞，如细菌和酵母、细菌和动物细胞。这些载体是由相应的野生型质粒或病毒构建的。

二、常用的载体

（一）质粒载体

重组 DNA 技术中应用最早、最广泛的载体是质粒载体。质粒（plasmid）是细菌染色体外的环状双链 DNA 分子，仅能存在于宿主细胞质、独立于染色体并可自主复制。

作为克隆载体的质粒应具备下列特点。

1. 分子量较小，有较高拷贝数 质粒在细胞中存在的数目，称为质粒的拷贝数。根据宿主细胞所含质粒的拷贝数，可将质粒分为两种复制型：低拷贝数的"严紧型"质粒，每个宿主细胞仅含 1 ~ 4 份拷贝；高拷贝数的"松弛型"质粒，每个宿主细胞可达 10 ~ 100 份拷贝。

2. 具有一个以上的筛选标志和遗传标记 氨苄西林抗性（ampicillin resistance，*amp*^R）基因可编码 β 内酰胺酶水解氨苄西林 β 内酰胺环，使细菌产生耐药性。

四环素抗性（tetracycline resistance，*tet*^R）基因可编码细胞膜相关蛋白阻止四环素进入细胞。

E.coli 的 *LacZ* 基因编码半乳糖苷酶，分解有色底物 5- 溴 -4- 氯 -3- 吲哚 -β-D- 半乳糖苷（X-gal）产生蓝色产物。用含有 X-gal 的培养基培养细菌时，在乳糖操纵子诱导物异丙基 -β-D- 硫代半乳糖苷（isopropyl-β-D-thiogalactoside，IPTG）的诱导下，细菌合成半乳糖苷酶分解 X-gal，菌落变为蓝色；如果 *LacZ* 基因被外源 DNA 分子

插入而遭到破坏，则不能合成半乳糖苷酶不能分解 X-gal，菌落为白色。通过观察菌落的颜色进行基因克隆的筛选工作。

3. 具有多克隆酶切位点　多克隆位酶切点（multiple cloning sites，MCS）是指具有多种限制酶单一切割位点，便于外源基因的插入。

目前，已有符合上述要求的质粒被广泛用于 DNA 分子克隆。如 pBR322 质粒，长度为 4400bp，含有氨苄西林和四环素的抗性基因，在氨苄西林和四环素的抗性基因中有限制酶位点，便于外源基因的插入和筛选（图 9-2）。

另一种广泛应用的质粒是 pUC 系列，由 pBR322 的氨苄西林抗性基因和复制起始位点（ori）以及 *E.coli LacZ* 基因片段构成，在 *LacZ* 基因中增加了多克隆位点，全长 3000bp，可以利用 *LacZ* 基因进行蓝白筛选。pUC 系列不同成员的区别在于多克隆位点中限制酶识别位点的数目不同（图 9-3）。

质粒一般只能容纳小于 10000bp 的外源 DNA 片段。一般说来，外源 DNA 片段越长，越难插入，转化效率越低。

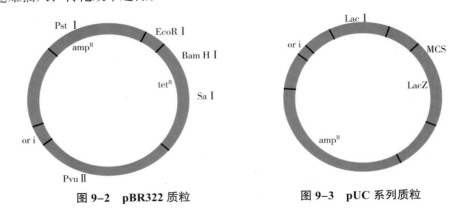

图 9-2　pBR322 质粒　　　　　图 9-3　pUC 系列质粒

（二）噬菌体载体

噬菌体（bacteriophage，phage）是感染细菌的病毒，是最早开发和应用的基因工程载体。用作克隆载体的噬菌体包括 λ 噬菌体和 M13 噬菌体。

1. λ 噬菌体

（1）λ 噬菌体的基因组　是线状双链 DNA，长度约为 48502bp，共含有 66 个基因，末端分别具有突出的 12nt 的互补单链，是天然的黏性末端，称为 cos 位点（图 9-4）。

（2）λ 噬菌体的生命周期　λ 噬菌体感染细菌后可进行溶菌性生长和溶原性生长。溶菌性生长（lytic pathway）是指噬菌体感染细菌后增殖，直到细菌裂解释放出来的噬菌体又可感染其他细菌。溶原性生长（lysogenic pathway）是指噬菌体感染细菌后，将自身的 DNA 整合到细菌的染色体中，与细菌的染色体一起复制遗传给子代细胞，宿主细胞不被裂解，而在每个宿主体内也仅含 1 个 λ 噬菌体的拷贝。

（3）λ 噬菌体的复制和包装　λ 噬菌体的 DNA 感染大肠杆菌后自身环化，cos 末端退火形成 cos 位点。如果营养缺乏，则进入溶原周期；如果营养充足，则进入裂解周期，λ 噬菌体借 cos 位点互补连接形成双链环状结构，以滚环方式复制。

（4）λ 噬菌体载体的类型　用 λ 噬菌体构建的载体已有 100 多种，分为插入型载体和置换型载体。

插入型载体如 λ gt 系列、Charon2，其限制性酶切位点可以被切开并插入目的 DNA。这类载体容量较小，不超过 10kb，主要用于构建 cDNA 文库。置换型载体又称取代型载体，如 EMBL 系列、Charon4，其各种限制性酶切位点都成对存在，一对限制性酶切位点之间的 DNA 序列可以被目的 DNA 置换。置换型载体容量大，可达 23kb，主要用于构建基因组 DNA 文库。

2. M13 噬菌体载体　M13 噬菌体是一类丝状噬菌体，基因组为环状单链 DNA（＋），一级结构 6407nt。M13 噬菌体只能感染有性纤毛的大肠杆菌如 JM103，即通过性纤毛进入细胞，利用大肠杆菌 DNA 复制系统进行复制。

目前使用的 M13 噬菌体载体含有选择标记 *lacZ'* 及调控其表达的 *lacI*，含有多克隆位点，位于 *lacZ'* 的编码区内，可用 α 互补和蓝白筛选法筛选转化细胞。

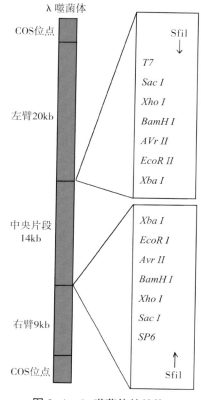

图 9-4　λ 噬菌体的结构

M13 噬菌体载体的最大特点是获得的克隆产物为单链 DNA，可用于 DNA 测序、探针制备和定点突变。不足之处是容量小，克隆长度为 300 ～ 400bp 的目的 DNA 较为合适，但大于 1kb 则不稳定，容易丢失，不适于构建基因组文库。

（三）细菌人工染色体

细菌人工染色体（bacterial artificial chromosome，BAC）是用大肠杆菌严紧型性因子（F 因子）为基础构建的，含有性因子的复制起点 *oriS*，阳性选择标记 *cm^R*（编码多药转运蛋白 MdfA），筛选标记 *lacZ'*，含有多克隆位点，来自性因子的 par 基因编码 *oriS* 结合蛋白，使细菌人工染色体均分到新生菌。

细菌人工染色体在一个宿主细胞内的拷贝数是 1 ～ 2 个，拷贝数过高时会发生不可控重组，破坏目的 DNA。

细菌人工染色体和目的 DNA 重组的方法与一般质粒载体一样，但转化方法不同，需用电穿孔法。

细菌人工染色体常用来克隆 150kb 左右大小的 DNA 片段，最多可保存 300kb 个碱基对，是人类基因组计划应用的主要载体，用于物理图谱分析和基因组测序。

（四）真核载体

真核生物基因可用原核细胞克隆，但某些功能在原核细胞中得不到体现，因此真核生物基因有时需要用真核细胞克隆和表达。真核细胞只能识别真核生物基因调控元件，不能识别原核生物基因调控元件。将基因导入真核细胞需要用真核基因调控元件的真核载体，如酵母人工染色体、逆转录病毒载体、腺病毒载体和腺相关病毒载体。

1. 酵母人工染色体　1983 年，Szostak 等用一种酿酒酵母质粒与其染色体片段构建酵母人工染色体（yeast artificial chromosome，YAC）。1987 年，Burke 等用酵母人工染色体克隆大片段 DNA 获得成功。

酵母人工染色体含有自主复制序列，是真核生物 DNA 复制起点；克隆位点是目的 DNA 插入位点；常用的选择标记是分别位于克隆位点两侧的编码乳清酸核苷 $-5'-$ 磷酸脱羧酶 URA3 和编码磷酸核糖邻氨基苯甲酸异构酶 TRP1；大肠杆菌复制起点和选择标记，用于在大肠杆菌内扩增 YAC；着丝粒 DNA，负责在细胞分裂过程中将 YAC 分配到子细胞中；端粒有利于 YAC 完全复制，防止其被核酸外切酶降解。

酵母人工染色体容量大，可达 1000kb，所克隆的 DNA 片段越长，则越稳定，大于 150kb 时几乎和宿主染色体一样稳定。因此，YAC 可用于克隆较长的 DNA 片段。

2. 病毒载体　病毒载体包括逆转录病毒载体、腺病毒载体、腺相关病毒载体、单纯疱疹病毒载体、牛痘病毒载体、杆状病毒载体等，只保留感染相关基因，能携带目的 DNA 感染宿主细胞并复制。多数病毒载体已经质粒化，由病毒启动子、包装信号、选择标记组成。动物病毒基因组构建的真核载体不但能将目的 DNA 送入宿主细胞，还能进一步整合到宿主染色体 DNA 中。但包装容量不能超过其基因组大小的 105% ～ 110%，而且病毒复制会导致细胞裂解，因此用于基因治疗的病毒载体需改造成复制缺陷型。

（1）**逆转录病毒载体**　是用逆转录病毒构建的复制缺陷型载体，目前是基因治疗应用的主要载体。载体系统由逆转录病毒载体、包装细胞、辅助病毒构成。逆转录病毒载体有包装信号 Ψ 和 *LTR*，但重组后不含 *gag*、*pol*、*env* 基因及其他可能携带的致病基因，不编码病毒蛋白，只有感染包装细胞才能包装重组逆转录病毒颗粒。辅助病毒如用重组 DNA 技术改造的缺陷型 MMLV，有 *gag*、*pol*、*env* 基因，但无包装信号 Ψ。包装细胞如 PA317，是一种被辅助病毒转化的细胞，可以合成病毒蛋白，但无包装信号 Ψ，不会自动包装辅助病毒颗粒。

将重组逆转录病毒载体导入包装细胞，合成病毒蛋白包装成重组逆转录病毒颗粒，因存在复制缺陷可以一次感染，感染后整合、表达，但不包装病毒颗粒，可用于基因治疗。但因为是随机整合，有可能发生插入突变，导致宿主细胞原癌基因激活或抑癌基因失活。

（2）**腺病毒载体**　腺病毒是一种无包膜线性双链 DNA 病毒，人腺病毒有 51 个血清型，Ad5 和 Ad2 在人体内为非致病型，可作为表达载体和基因治疗载体。但因其转化属于瞬时转染，会随着细胞分裂丢失，因此不能长期表达。

（五）表达载体

表达载体包括原核表达载体和真核表达载体，都含有表达元件。原核表达载体如 pET 系列含有原核基因的启动子、终止子、核糖体结合位点等表达元件，只能被原核表达系统识别。真核表达载体如杆状病毒载体含有真核基因的增强子、启动子、终止子、核糖体结合位点等表达元件，只能被真核表达系统识别。

表达载体可分为非融合表达载体、融合表达载体和共表达载体。

1. 非融合表达载体 非融合表达载体表达产物完全由目的基因编码，如 pKK223-3，含有以下元件。

（1）启动子 位于克隆位点上游，是具有特异性、能被宿主细胞表达系统高效识别和有效调控的强启动子。在原核表达系统中普遍使用的强启动子包括 *lacUV5*、*trpP*、*tacP* 和 *trcP*、*pT7*、*PL* 等。*lacUV5* 是乳糖操纵子启动子 *lacP* 的突变体，是不依赖 cAMP 的强启动子，受 *lacI* 编码的阻遏蛋白调控，以异丙基–β–D–硫代半乳糖苷（IPTG）为诱导物；*trpP* 是经过改造的色氨酸操纵子启动子，不含前导序列 *trpL*，是强启动子，受 *trpR* 编码的阻遏蛋白调控，以吲哚丁酸为诱导物；*tacP* 和 *trcP* 是用 *lacUV5* 和 *trpP* 构建的杂合启动子，均由 *trpP* 的 –35 区、*lacUV5* 的 –10 区和 *lacO* 构成，主要不同的是 –35 和 –10 区的间隔，分别为 16bp 和 17bp。两者都是强启动子，特别是 *tacP*，启动效率是 *lacP* 的 3 倍。*tacP* 和 *trcP* 都受 *lacI* 编码的阻遏蛋白调控，以 IPTG 为诱导物；*pT7* 是 T7 噬菌体启动子，高效特异，只被 T7RNA 聚合酶识别，以 IPTG 为诱导物；*PL* 是 λ 噬菌体启动子，受控于温度敏感的阻遏蛋白 cI857，在 32℃ 下抑制转录，在 42℃ 下失活而解除抑制。

真核表达载体的启动子为 Ⅱ 类启动子，启动效率应细胞不同而有差异，所以应根据宿主细胞的类型选择合适启动子。

（2）终止子 位于克隆位点的下游，原核表达载体含不依赖 ρ 因子的终止子，真核表达载体含加尾信号等。可以稳定转录产物，避免转录无关序列。

（3）核糖体结合位点 位于启动子下游，并与其保持合适距离。

（4）克隆位点 表达载体的克隆位点均含有起始密码子 ATG，只要将目的基因适当修饰，加接相应接头，确保克隆位点 ATG 恰好作为目的基因阅读框的起始密码子，即可表达目的基因。

（5）其他调控元件 因多数表达载体的启动子是强启动子，表达效率高，可能会影响宿主细胞的基因表达，也可能会影响宿主细胞代谢。因此，要调节宿主细胞的代谢和调控目的基因表达，使宿主细胞先快速增殖，以获得足够量的细胞，再启动目的基因表达，合成目的蛋白。

2. 融合表达载体 融合表达载体除了含上述表达元件之外，还含有一段结构基因，位于克隆位点上游或下游，将与插入的目的基因重组成融合基因（fused gene），表达融合蛋白（fused protein）。在融合蛋白中，载体结构基因编码的肽段可以位于 N 端或 C 端。融合蛋白稳定，不易被宿主蛋白酶水解，在一定程度上可以避免形成包涵体。

（1）表位标签载体　表位标签又称表位标记（epitope tag），至少含有 7 ～ 10AA，可与标签抗体结合，用于表达产物的分离与鉴定。如组氨酸标签、单纯疱疹病毒序列标签、绿色荧光蛋白标签等。

（2）分泌表达载体　其结构基因编码一段分泌蛋白的信号肽，表达的融合蛋白可随时分泌到细胞外或大肠杆菌的胞质外空间，避免在细胞质中形成包涵体，或被宿主蛋白酶水解。常用信号肽有 OmpA、PelB、PhoA、Hly 等

（3）表面展示载体　其结构基因编码细菌表面蛋白如鞭毛蛋白，表达的融合蛋白也位于细菌表面。

3. 共表达载体　与融合表达载体相比，共表达载体含有一个完整的结构基因，且不与目的基因融合，而是独立表达，编码产物是分子伴侣、蛋白酶抑制剂或稀有密码子 tRNA，促进目的蛋白的翻译或翻译后修饰，避免形成包涵体，又有助于形成活性产物。

（六）穿梭载体

穿梭载体（shuttle vector）是由质粒构建的，含有克隆元件和表达元件两套载体元件，可以被相应的宿主细胞识别，所以由其构建的重组体可以转化不同种属的宿主细胞，通常是在原核细胞中克隆，在真核细胞中表达。

酵母穿梭载体是一种典型的穿梭载体，原核元件包括一个复制起始点、一个选择标记如抗性基因或 β - 半乳糖苷酶基因，用于在大肠杆菌中复制和筛选。真核元件包括一个自主复制序列（ARS）、一段酵母着丝粒 DNA（CEN）、一个酵母选择标记（*URA3*），用于在酵母中复制和筛选。

第三节　基本步骤

重组 DNA 技术通常包括以下基本步骤：①目的 DNA 制备：可从组织细胞提取、逆转录合成、PCR 扩增或化学合成；②载体选择：根据研究目的和目的 DNA 的特点选择；③体外重组：用限制性内切酶联合 DNA 连接酶将目的基因和载体进行连接，制备重组 DNA；④基因转移：将重组 DNA 导入宿主细胞；⑤细胞筛选和 DNA 鉴定：筛选和鉴定含有重组 DNA 的宿主细胞，并进一步克隆（图 9-5）。

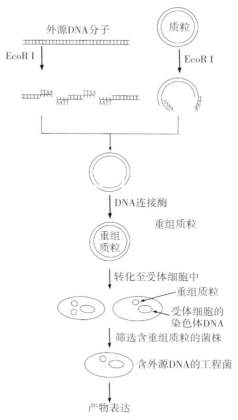

图 9–5　重组 DNA 技术的基本步骤

一、目的基因的获取

目的基因是指所要研究或应用的基因，也是需要克隆或表达的基因。目的基因的制备依据构建 DNA 重组体的目的可采用不同的方法（表 9–3）。

表 9–3　获得目的基因的方法及应用

目的基因的来源	获得的基因	主要应用范围	备注
基因组文库	该生物所有基因	基因结构、功能分析 与 cDNA 文库基因对比分析内含子、外显子 研究未表达基因 人类及其他物种基因组计划	
cDNA文库	所有表达的基因	基因结构、功能、调节的研究 基因表达、合成肽或蛋白质 生物进化与同源性分析 异常基因对比	不同组织细胞的 cDNA 文库有差异 不能研究基因组的结构与功能

续表

目的基因的来源	获得的基因	主要应用范围	备注
PCR 扩增	生物样品中的某一基因	诊断外源基因如病毒、变异基因如肿瘤、遗传病等疾病 合成基因 合成探针	扩增错误概率较高，不用于特异目的基因结构分析
人工合成	已知 DNA 序列且片段较短的基因	短肽或小分子蛋白质基因合成 合成探针	不能合成未知基因

（一）制备基因组 DNA

采用限制核酸内切酶将基因组 DNA 切成片段，每个 DNA 片段都与载体分子拼接成重组 DNA，导入宿主细胞扩增构建基因组 DNA 文库（genomic library）。建立基因组 DNA 文库后需结合适当筛选方法获得目的基因。

（二）制备 cDNA

以 mRNA 为模板，利用逆转录酶合成互补 DNA，再复制成双链 cDNA 片段，与适当载体连接后转入受体菌，构建 cDNA 文库（cDNA library），包含细胞全部 mRNA 信息，采用适当方法从 cDNA 文库中筛选出目的 cDNA。

（三）聚合酶链反应

如果已有基因组 DNA 文库、cDNA 文库，或有少量目的 DNA 样品、mRNA 样品，可利用 PCR 扩增获得目的基因，这是在已知序列的情况下获得目的 DNA 最常用的方法。

（四）人工合成基因

目前常用化学合成技术合成 DNA 分子，并已能在 DNA 合成仪上完成。基因的化学合成对于短片段（20 ～ 30bp）的合成效率较高，对于较长的基因片段的合成，必须先按照已知的 DNA 序列将其划分为较短的片段，由合成仪分段合成，再拼接成大片段。

二、目的基因与载体的连接

目的 DNA 片段与载体 DNA 通过 DNA 连接酶可在体外重新连接起来形成重组 DNA 分子。根据目的 DNA 片段的来源及连接目的不同，可以应用以下 4 种连接方法。

（一）黏性末端连接

如果目的 DNA 片段和载体 DNA 分子具有相同的黏性末端，在 DNA 连接酶作用下很容易连接在一起。载体在连接前需要用碱性磷酸酶处理，去除 5′- 端磷酸基团防止载体自身环化。互补黏性末端连接效率高，操作简便。

（二）平头末端连接

某些 DNA 分子末端不是黏性结构，而是平头结构，在 T4 DNA 连接酶的作用下进行连接。对于具有 3′- 端或 5′- 端突出的黏性末端切口，经过 DNA 聚合酶 I Klenow 片段的补平后，也可利用平头末端连接法进行连接。这对于具有不相互补的黏性末端 DNA 分子间的连接具有重要意义。但这种连接方式的效率较低，应适当增加酶量，提高反应中底物的浓度并延长反应时间。与黏性末端连接法一样，载体分子也需要用碱性磷酸酶处理，去除 5′- 端磷酸基团以防止载体自身环化连接。

（三）人工接头法

DNA 分子的人工接头（artificial linker）是含有常用限制酶识别序列的 DNA 片段。通常在 DNA 分子应具有平头末端采用化学合成法合成，接头大小一般为 8 ～ 12 个 bp。对于黏性末端应首先将其修饰成平头结构。人工接头主要用于在 DNA 分子的平头末端添加新的内切酶位点，产生黏性末端，以提高连接效率。目前此方法常用于基因克隆、文库构建（图 9-6）。

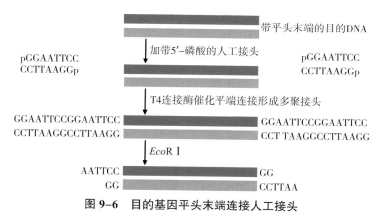

图 9-6　目的基因平头末端连接人工接头

（四）同源多聚尾连接法

末端脱氧核苷酸转移酶在线性载体分子的两端加上多聚 dA，在目的 DNA 分子的两端加上多聚 dT，两者混合，目的 DNA 分子与载体分子可通过多聚尾同源互补，DNA 聚合酶催化填补缺口，DNA 连接酶催化连接成重组 DNA 分子。末端脱氧核苷酸转移酶的最适底物是具有 3′- 端突出的双链 DNA。因此，对于平头末端或 5′- 端突出的 DNA 分子，需要先用核酸外切酶处理，切除部分碱基，以形成 3′- 端突出结构（图 9-7）。同源多聚尾连接法要求 DNA 分子内部完整，即两个 DNA 链间不存在缺口。

三、重组 DNA 导入宿主细胞

目的 DNA 与载体在体外连接成重组 DNA 后，需导入宿主细胞才能得到扩增及表达。理想的宿主细胞通常具有较强的接受外源 DNA 的能力，同时还应是 DNA/蛋白质降解系统缺陷株和（或）重组酶缺陷株，才能保证外源 DNA 长期、稳定地遗传或表达。宿主细胞既有原核细胞，也有真核细胞，应选择不同的导入方法。将质粒 DNA 及其重组体导入细菌的过程称为转化（transformation）；病毒及其重组体导入受体细胞称为转染（transfection）；噬菌体及其重组体导入受体细胞称为转导（transduction）。

在选择适当的受体细胞后，经特殊方法处理，成为感受态细胞（competent cell），具备接受外源 DNA 的能力。感受态细胞分为原核细胞和真核细胞两类，原核细胞主要是 *E.coli*、链球菌及枯草杆菌等，可用于重组体复制与表达。真核细胞包括酵母、昆虫细胞和哺乳动物细胞等，主要用于外源真核基因的表达。

1. 转化　将质粒 DNA 或重组质粒 DNA 导入细菌细胞的过程称为转化

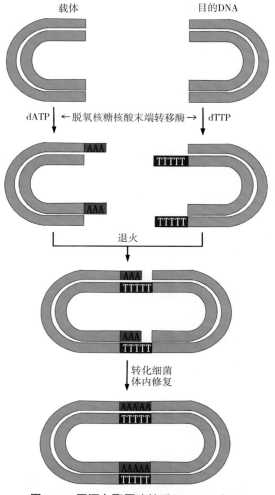

图 9-7　同源多聚尾连接重组 DNA 分子

（transformation）。最常用的宿主细菌是大肠杆菌，通过化学诱导法（如 $CaCl_2$ 法）增加细菌的细胞膜通透性，制备感受态细胞，从而实现接受外源 DNA。

2. 转染　外源 DNA 直接导入真核细胞的过程称为转染（transfection）。常用的转染方法包括化学方法如磷酸钙共沉淀法、脂质体融合法和物理方法如显微注射法、电穿孔法等。导入细胞内的 DNA 分子可以被整合至真核细胞染色体，经筛选而获得稳定转染（stable transfection），也可游离在宿主染色体外短暂地复制表达瞬时转染（transient transfection）。

3. 感染　将人工改造的噬菌体或病毒为载体构建形成的重组 DNA，经体外包装成具有感染性噬菌体颗粒或病毒颗粒，然后将重组 DNA 转入受体菌或真核细胞称为感染（infection）。

四、重组 DNA 的筛选与鉴定

宿主细胞被重组体转化后，经过培养可以形成许多细胞克隆，这些克隆是否含有重组体需要筛选，并对重组 DNA 进行鉴定。筛选和鉴定的方法主要根据载体、重组体、目的 DNA、宿主细胞的遗传学特性和生物学特性选择和设计。

1. 载体标记筛选 载体的选择标记赋予转化细胞新的遗传性征。载体标记筛选简便省时，是筛选转化细胞的第一步，也是重要的一步。但载体标记筛选只能确定哪些克隆含有重组体，但不能鉴定是否含有目的基因。

（1）抗生素平板筛选 如 pBR322 质粒具有抗药性标记，经转化宿主细胞后，含重组体的菌落能在有抗生素（Amp 或 Tet）的培养平板上生长；而未转化的细胞则不能生长（图 9-8a）。通过有无该抗生素的培养基对比培养，可以区分有无载体导入。但是载体中是否含有目的基因，需进一步根据载体的耐药性标记的插入失活，区分单纯载体或含目的 DNA 的重组载体。

（2）插入失活 大多数载体带有抗药性基因，当外源 DNA 序列插入某一抗药基因内，该基因就会失活。根据这一特性，设计药物平板即可初步筛选鉴定转化子和非转化子，如 pBR322 的 DNA 中有 amp^R 和 tet^R 标记基因，在这两个抗药基因内都有限制性酶切位点。如在 *Bam*H Ⅰ 位点上插入外源基因后（图 9-8b），造成 tet^R 基因失活即插入失活（insertional inactivation）。含该重组体的转化细胞只能在 Amp 平板上生长，而不能在 Tet 平板上生长；若在 Amp 和 Tet 平板上都能生长，则可能是 pBR322 自身成环后的转化子；未转化细胞在两种抗生素平板上都不能生长。

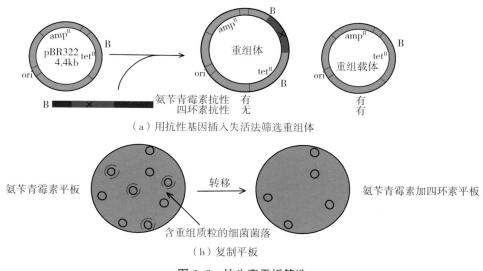

（a）用抗性基因插入失活法筛选重组体

（b）复制平板

图 9-8 抗生素平板筛选

（3）蓝白筛选 有些选择标记的表达产物可催化显色反应，使培养细胞形成有色克隆，容易识别。如有的载体只带有 *E.coli* 乳糖操纵子的调控序列和编码 β-半乳糖苷酶 N 末端 146 个氨基酸序列，该序列表达半乳糖苷酶的 α 片段，但单独存在的 α 片段无活性，只有与宿主编码 β-半乳糖苷酶 C 端部分的基因同时表达，才产生有活性的酶，这一过程称为 α-互补。当载体带有 LacZ 调节序列和编码 β-半乳糖苷酶 N 末端 146 个氨基酸的序列，而宿主中该部分序列缺陷、其他部分完整时，可通过 E.coli 内共同表达形成一个具有酶活性的蛋白质，能分解底物 X-gal，产生蓝色化合物。诱导物 IPTG 可诱导 α 片段的合成，使细菌在含 X-gal 培养基的平板上形成蓝色菌落。当在 LacZ 基因中插入外源 DNA 时，可使 β-半乳糖苷酶的氨基末端失活，从而不能进行 α-互补，带有重组质粒的细菌产生白色菌落（图 9-9）。

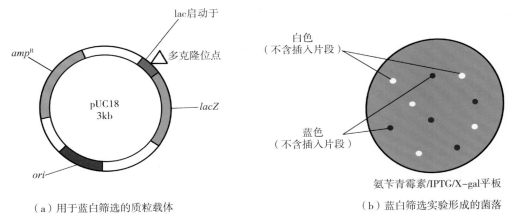

（a）用于蓝白筛选的质粒载体　　　　　（b）蓝白筛选实验形成的菌落

图 9-9　蓝-白筛选

2. 核酸杂交分析　通过核酸杂交可以直接鉴定目的基因，即从转化细胞中提取 DNA，与探针进行杂交分析。该方法常用于从基因组文库或 cDNA 文库中鉴定目的 DNA。

如果转化细胞经过平板培养形成克隆菌落或噬菌斑，可通过菌落杂交或噬菌斑杂交鉴定目的 DNA 转化细胞，效率极高。

3. PCR 分析　根据目的 DNA 或克隆位点序列设计引物，从转化菌落或噬菌斑取样进行 PCR 扩增后，通过琼脂糖凝胶电泳分析，并进一步测序或分析限制性酶切图谱，可以鉴定含目的 DNA 的转化细胞。

4. 限制性酶切图谱分析　对经初步筛选鉴定含有重组体的菌落，应小量培养后再分离重组 DNA，用合适的限制酶消化，琼脂糖凝胶电泳分析限制性酶切图谱，可以判断有无目的基因及目的基因是否完整。酶切鉴定的关键是选择合适的限制酶，必须根据载体和目的基因的限制位点来选择。

5. 表达产物分析　如果目的基因在转化细胞中有表达，表达产物有酶、激素的活性或免疫原性，则可根据酶-底物作用、激素-受体结合或抗原-抗体反应，用显色反应、化学发光、免疫化学等方法鉴定表达产物，间接鉴定目的 DNA 转化细胞。

6. 序列分析　序列分析是鉴定目的 DNA 最准确的方法，可确定其序列是否存在损伤、阅读框是否正确。

第四节　重组 DNA 技术在医药学中的应用

重组 DNA 技术已经广泛应用于生命科学和医药学研究，在疾病诊断与防治、法医学鉴定、物种的修饰和改造、生物制药等许多领域发挥重要作用。

一、生产蛋白质和多肽类活性物质

利用重组 DNA 技术生产有价值的蛋白质、多肽类药物，已成为当今医药产业的重要方向。重组人胰岛素是利用该技术生产的世界上第一个基因工程产品。目前上市的基因工程药物已有百种（表 9-4）。

表 9-4　基因工程药物

产品名称	功能
胰岛素	治疗糖尿病
生长激素	治疗侏儒症
α 干扰素	治疗癌症、病毒感染
β 干扰素	治疗带状疱疹、结膜炎和角膜炎
γ 干扰素	治疗癌症、病毒感染
组织纤溶酶原激活因子（tPA）	溶解血栓
红细胞生成素（EPO）	增加红细胞及血色素水平
超氧化物歧化酶（SOD）	清除超氧化物
凝血因子Ⅷ	治疗 A 型血友病
血液凝固抑制因子	可使血凝因子 V 、Ⅷ失活
心房肽	治疗高血压、肾衰及其他心血管病
肿瘤坏死因子（TNF）	治疗癌症、病毒感染
尿激酶（UK）	溶解血栓
集落刺激因子（CSF）	刺激巨噬细胞
表皮生长因子（EGF）	促进创伤愈合
白细胞介素 -2（IL-2）	治疗肿瘤
原尿激酶（Pro-UK）	溶血栓
神经生长因子	维持神经元细胞存活、生长和分化
脑啡肽	镇痛
降钙素	治疗骨质疏松症

二、制备基因工程疫苗

传统的疫苗有灭活疫苗和减毒疫苗两大类：灭活疫苗是经化学处理的病原体；减毒

疫苗是经减毒处理的病毒或细菌。虽然疫苗品种很多，但由于交叉免疫效果极差，病原体复杂，有些疫苗还存在潜在感染的风险。利用基因工程技术可以构建一些特殊的表达载体，在一种疫苗中表达多种抗原，制成多价疫苗，不仅可以达到一种疫苗预防多种疾病的目的，而且可以将一些病原体的蛋白组分制成高效疫苗。

三、基因诊断和基因治疗

重组 DNA 技术可用于医学研究的各个方面，如遗传修饰动物模型的建立、遗传修饰细胞模型的建立、基因获得或丧失对生物功能的影响等。

重组 DNA 技术可用于遗传修饰动物模型的研究，从而建立人类疾病的动物模型。目前已经建立许多遗传修饰动物模型，用于研究癌症、糖尿病、肥胖、心脏病、老化病、关节炎等。重组 DNA 技术也可用于遗传修饰细胞模型的建立，从而用于基因替代治疗、靶向治疗、体内示踪。体细胞基因治疗已经对 X- 连锁联合免疫缺陷病（X-linked，SCID）、慢性淋巴细胞白血病（chronic lymphocytic leukemia，CLL）和帕金森病进行了临床研究。将绿色荧光蛋白 GFP 与细胞内某些蛋白相融合，可使细胞变成具有示踪功能的发光细胞。基因工程生物或细胞还可以用来发现一些基因的新功能或者发现新基因。一般通过转基因或基因敲除进行研究，也可以通过示踪实验研究基因表达产物的定位或相互作用信息等，或通过报告基因与不同启动子相融合的方法实现对基因表达调控的研究。

第十章　分子生物学常用技术的原理

分子生物学技术是生命科学领域发展最快的技术之一。本章简要介绍目前应用最广泛的聚合酶链反应技术、核酸印迹杂交技术、DNA 测序技术及原理等。

第一节　聚合酶链反应技术

聚合酶链反应（ploymerase chain reaction，PCR）技术是一种体外扩增特定 DNA 片段的方法，数小时就可使微量 DNA 样本扩增几百万倍，供检测鉴定和分析研究。该技术是 1983 年由 Mullis 建立的。

PCR 技术以待扩增 DNA 分子为模板，以一对与模板互补的寡核苷酸片段为引物，在 DNA 聚合酶催化下，按照半保留复制机制沿模板链延伸直到完成两条新链合成。这种以指数级扩增的技术已广泛应用在生物学研究和医学临床实践，成为分子生物学研究的重要技术之一。

PCR 技术具有特异性强、灵敏度高、简便快捷、重复性好、对样品要求低、产率高及易自动化等特点，能在数小时内将目的 DNA 扩增几百万倍。

一、基本原理

PCR 技术是一种体外选择性扩增 DNA 的方法，扩增过程类似于体内 DNA 的半保留复制过程，但更为简便。不同之处是使用耐热的 DNA 聚合酶取代一般的 DNA 聚合酶，用合成的寡 DNA 引物取代 RNA 引物。通过变性、退火和延伸三个步骤的数十次循环，使目的 DNA 得到扩增。

1. 变性　根据 DNA 高温变性理论，将反应体系温度升至变性温度（94℃或 95℃），使模板 DNA 完全变性解成单链，同时使引物自身及引物间存在的局部双链消除。

2. 退火　将反应体系温度降至延伸温度（一般比引物 Tm 值低 5℃），使得预先加入的引物与模板 DNA 杂交。PCR 引物是一对人工合成的寡脱氧核苷酸链，短而不易缠绕，引物量大于模板量（摩尔比 $>10^8$），PCR 模板与引物的退火杂交效率远高于模板之间的退火效率。因此，控制退火温度可使引物与模板特异性结合。

3. 延伸　将反应体系温度升至延伸温度（约 72℃），这是耐热的 DNA 聚合酶的最适温度（70～75℃），在有四种 dNTP 存在的条件下，聚合酶按照碱基互补配对原则，从引物的 3' 端以待扩增 DNA 为模板合成新的 DNA 链。

变性、退火、延伸三个步骤为一个循环，每一个循环的产物可再变性解链，作为下一个循环的模板。这样每循环一次，目的 DNA 的拷贝数就增加一倍。整个 PCR 过程一一般需要 20 ～ 35 次循环，理论上能将目的 DNA 扩增 2^{30} 倍，约合 10^9 倍。但是 PCR 的平均扩增效率约为 75%，经过 n 次循环后，扩张倍数为（1+75%）^{n}。完成 1 次循环需要 2 ～ 3 分钟，因而只需 2 ～ 3 小时就能将 DNA 扩增几百万倍（图 10-1）。

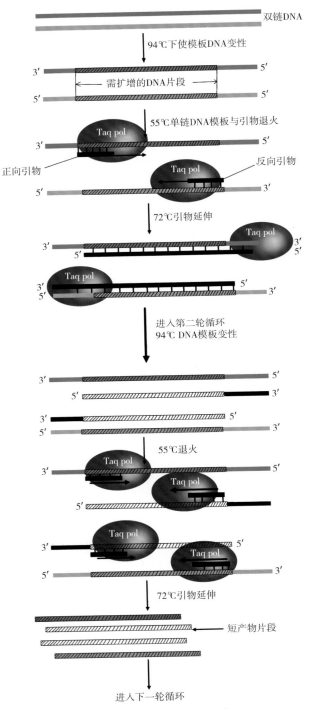

图 10-1　聚合酶链反应示意图

二、反应体系

常规的反应体系包括寡脱氧核苷酸引物、耐热 DNA 聚合酶、dNTP、缓冲溶液、模板和 MgCl₂ 等。

（一）DNA 聚合酶

目前用于 PCR 的耐热 DNA 聚合酶有多种，包括 Taq DNA 聚合酶、Tth DNA 聚合酶、KOD DNA 聚合酶、Tli/Vent DNA 聚合酶、Pfu DNA 聚合酶、Pwo DNA 聚合酶、Amp DNA 聚合酶、KlenTaq DNA 聚合酶、Phusion DNA 聚合酶。共同特点是最适温度较高，其中 Taq DNA 聚合酶应用最为广泛。

Taq DNA 聚合酶简称 Taq 酶，是在 1969 年从美国黄石国家公园温泉中发现的水生栖热菌 YT1 株分离得到的，有良好的热稳定性，在 92.5℃、95℃和 97.5℃下的半衰期分别为 120 分钟、40 分钟和 5 分钟。其催化合成 DNA 的活性可以适应相当宽的温度范围，但在 75℃～80℃活性最高，降低温度则扩增效率降低。

Taq DNA 聚合酶的特点：①有 5′→3′ 聚合酶的活性，以 DNA 为模板，dNTPs 为底物，引物的 3′-OH 端为起点，按 5′→3′ 方向遵循碱基互补原则合成 DNA 新链。②有 5′→3′ 外切酶的活性，无 3′→5′ 外切酶的活性，无校读功能，错配率较高，可达 $2.0×10^{-5}～2.1×10^{-4}$。③具有末端转移酶的活性，在新生链的 3′- 端加不依赖模板的核苷酸，优先加接 dAMP，可以构建重组 DNA 载体，克隆带 dAMP 尾的 PCR 产物。

（二）引物

引物设计十分重要，PCR 扩增的是双链目的 DNA，需要一对引物（上游引物和下游引物）分别与目的 DNA 模板链和编码链的 3′- 端互补。

引物的设计需遵循以下原则。

1. 引物长度 引物的长度一般为 15～30nt，如引物过短会影响 PCR 的特异性，引物过长，会降低扩增效率。

2. 引物组成 G/C 含量以 45%～55% 为宜。

3. 引物熔点 引物熔点 $Tm=2（A+T）+4（G+C）$，上下游引物 Tm 应一致。

4. 引物序列 引物之间不能存在互补序列，特别是 3′- 端。引物内部不能形成发夹结构的自身互补序列，引物所含单核苷酸重复序列长度不能超过 5nt，避免嘌呤或嘧啶碱基含量过高或集中排列。

5. 引物末端 引物的 3′ 端是延伸的起点，决定 PCR 产物的特异性，必须与模板严格互补，而且末端碱基最好是 G/C。引物的 5′- 端与模板不互补，不影响 PCR 的特异性，可以修饰，包括加接限制性酶切位点或密码子序列，引入突变位点或末端标记。

6. 引物定位 基因组 DNA 引物序列应位于保守序列，在其他序列没有同源性（序列同源性一般不超过 70%）；cDNA 引物序列应位于编码区内，断裂基因 cDNA 上游引物与下游引物序列应尽量定位于不同外显子。

（三）模板

PCR 的模板主要是 DNA，包括基因组 DNA、cDNA 和质粒。如果样品为 RNA 时，应先通过逆转录合成 cDNA，再进行 PCR。作为模板的 DNA 最好是线性的，如果是环状的一般先用酶切开。PCR 扩增目的 DNA 的长度一般在 1kb 以内，特定条件下可以扩增 10kb 的片段。

PCR 的模板来源广泛，可以根据科学研究或临床检验的需要选择。如病原体标本可以是病毒、细菌、真菌、支原体、衣原体和立克次氏体等；临床标本可以是组织细胞、血液、尿液、分泌物和羊水等；法医学标本可以是犯罪现场的血迹、精斑和毛发等；也可是考古标本。无论何种标本，都需预处理先提取核酸，去除 DNA 聚合酶抑制剂。

（四）dNTP

PCR 的原料是四种 dNTP，比例和浓度都会影响 PCR 的结果。一般四种 dNTP 按照等摩尔浓度配制好，均为 2.5mol/L 或 10mol/L。通常根据目的 DNA 的长度把 dNTP 的反应浓度控制在 50 ～ 400μmol/L。

（五）缓冲液

Taq DNA 聚合酶需要缓冲体系维持活性和稳定性。反应体系缓冲液的组成不当，会影响 PCR 扩增效率。PCR 应在 pH 值 7.2 下进行，可用 10 ～ 50mmol/L Tris–HCl 缓冲液配置反应体系，该体系在 72℃时 pH 值 7.2。50mmol/L KCl 可促进引物退火，1 ～ 100μg/mL 小牛人血白蛋白可去除存在的抑制剂。2% ～ 5% 二甲基甲酰胺或二甲基亚砜有利于松解发夹等二级结构，促进引物退火。Mg^{2+} 是 PCR 缓冲液的重要成分，影响酶活性及变性解链、引物退火、扩增效率、扩增特异性等。浓度一般用 1.5mmol/L（1.0mmol/L ～ 2.5mmol/L），浓度太高会降低扩增特异性，浓度过低会降低 Taq 酶的活性，降低扩增效率。

三、常用 PCR 技术

PCR 技术自发明以来不断发展，在各个领域中广泛应用。与其他技术联合衍生出多种 PCR 技术，提高了反应的特异性和应用的广泛性。

1. 逆转录 PCR　逆转录 PCR（reverse transcription PCR，RT–PCR）是逆转录与 PCR 联合，即以 RNA 为模板，由逆转录酶催化合成 cDNA 后，再将 cDNA 作为模板进行 PCR 来扩增目的基因。逆转录 PCR 成功的关键是引物，选用普通引物包括针对 mRNA 的 ployA 尾 12 ～ 18nt 的 oligodT 引物和不需要 mRNA 序列信息的 6nt 随机引物，还可以选用针对 mRNA 设计的 20 ～ 30nt 特异性引物。如果是根据不同外显子编码序列设计的特异性引物，可以鉴别 cDNA 和基因组 DNA 扩增产物。

RT–PCR 具有灵敏度高、特异性强和省时等特点，可以检测不到 10 个拷贝的低丰度 mRNA，是目前获取目的基因 cDNA 和构建 cDNA 文库的有效方法之一；也是对已知序列 RNA 进行定性和半定量分析的有效方法。

逆转录 PCR 可以采用一步法，即逆转录和 PCR 在同一个反应体系进行，也可以采用两步法，即逆转录和 PCR 在两个反应体系中分开进行。

2. 实时 PCR　实时 PCR 技术是对 PCR 产物进行定量分析技术。通过实时监测 PCR 反应过程的产物量，消除产物堆积对定量分析的影响，亦被称为定量 PCR（quantitative PCR）或实时定量 PCR（real time quantitative PCR）。

实时 PCR 的关键是在反应体系中引入荧光探针，扩增过程中产生荧光，荧光强度与 PCR 扩增产物成正比，对每一反应时刻的荧光信号进行实时分析，即可计算出 PCR 产物量。最后根据连续监测下获得的动力学曲线可定量分析初始模板的水平。

根据荧光化学原理不同可分为双链 DNA 结合染料法、TaqMan 探针法、杂交探针法等。以 TaqMan 探针法为例，TaqMan 探针的 5′- 端有一个荧光报告基团（R）如 6- 羧基荧光素（6-carboxyfluorescein，6-FAM，λ_{ex}=490nm，λ_{en}=530nm），3′- 端有一个荧光淬灭基团（Q）如 6- 羧基四甲基罗丹明（6-carboxy-tetramethyl-rhodamine，TAMRA，λ_{ex}=543nm，λ_{en}=575nm）。在 PCR 反应体系中加入一对引物间的一个特异性的 TaqMan 探针（图 10-2），探针完整时，报告基团 R 发射的荧光信号被淬灭基团 Q 吸收发生荧光淬灭，报告基因不能产生 530nm 荧光。PCR 退火时，探针与模板杂交，在 PCR 延伸遇到探针的 5′- 端，DNA 聚合酶的 5′→3′ 外切酶活性将探针降解，使报告荧光基团和淬灭荧光基团分离，游离的报告基团 R 可被 490nm 激光激发产生 530nm 荧光，荧光监测系统就可接收到荧光信号。每扩增一条 DNA 链，就产生一个游离的报告基团 R，实现了荧光信号强度与 PCR 产物数量同步化。

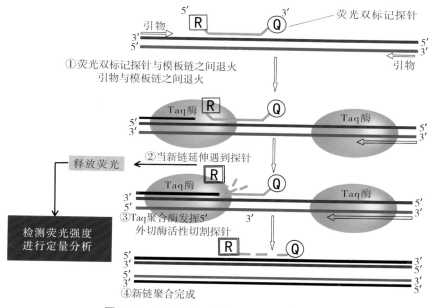

图 10-2　实时 PCR 反应 -TaqMan 探针法

荧光探针分为特异性荧光探针和非特异性荧光探针。特异性荧光探针包括 TaqMan 探针和分子信标。分子信标两端分别带有荧光报告基团和荧光淬灭基团，因形成茎环结构而淬灭，茎长 5 ~ 7bp，环长 15 ~ 30nt，与模板退火后解除淬灭，荧光报告基团被激发产生荧光。非特异性荧光探针包括溴化乙啶和 SYBR Green。溴化乙啶（λ_{ex}=285nm，λ_{en}=605nm）与单、双链核酸均能结合，抑制酶活性，还是强诱变剂。SYBR Green（λ_{ex}=488nm，λ_{en}=522nm）只与双链 DNA 结合并被激发产生荧光，灵敏度至少是溴化乙啶的 5 倍。SYBR Green 成本低操作简单，但特异性差，荧光本底较高，浓度高时会抑制扩增。

3. 原位 PCR　原位 PCR（*in situ* PCR）是 PCR 技术与原位杂交技术的联合应用。

用 1% ~ 4% 多聚甲醛固定，蛋白酶 K 充分消化处理组织切片或细胞涂片，以细胞内的 DNA 或 RNA 为靶序列，在细胞内建立 PCR 体系，扩增目的 DNA 序列，用特定核酸探针与细胞内 PCR 产物进行原位杂交，检测细胞或组织内是否存在待测 DNA 或 RNA 序列。

原位 PCR 将目的基因的扩增与细胞定位相结合，提高检测的灵敏度，已成为目的基因序列细胞定位、组织分布和表达检测的重要手段。可早期鉴定癌变细胞，研究发病机制，筛查病原体感染者，诊断疾病，评估预后。

4. 多重 PCR　多重 PCR（multiplex PCR）是在一个 PCR 体系中加入多对引物，同时扩增同一 DNA 或不同 DNA 的多个目的序列，且各目的序列的长度不同。

多重 PCR 原理与常规 PCR 是相同的，但需要优化反应体系和反应条件，使其适和各对引物及其靶序列。

5. 长距离 PCR　常规 PCR 扩增目的 DNA 长度可达 10000bp，长度多数为 100 ~ 500bp（定量 PCR 一般长度为 100 ~ 150bp）。用常规 PCR 扩增大片段 DNA 可能会出现长时间加热导致 Taq 酶失活，模板发生脱嘌呤或断裂等损伤或部分链的延伸提前终止，合成不完整。

长距离 PCR（long-distance PCR，LD-PCR）是对常规 PCR 进行条件优化而建立的改良技术，扩增长度可达 5 ~ 35kb。

LD-PCR 通常使用两种 DNA 聚合酶，主酶是高浓度 Klentaq1 DNA 聚合酶，没有校对功能。次酶是低浓度 Pfu DNA 聚合酶，高保真，有校对功能。模板可以来自细菌人工染色体、黏粒、噬菌体克隆、基因组 DNA，模板长度至少 3 倍于扩增产物长度，需要纯化。需要使用大引物，长度大概 25 ~ 30nt，上游引物和下游引物均 20pmol/μL。使用改良的缓冲液，常温下 pH 值 9.0。为了降低解链温度，反应体系需要加终浓度为 5% 的甘油，还需要加终浓度为 0.75mmol/L 的 EDTA 以螯合二价阳离子。热循环参数也需适当调整，一般采用 94℃热变性 1 分钟（第一循环用 2 分钟），60 ~ 67℃退火 1 分钟，68℃延伸 5 ~ 20 分钟（根据模板长度调整延伸时间）。

四、应用

PCR 技术是分子生物学核心技术之一，广泛应用于生命科学各个领域。在分子生物学科研领域，可用于目的基因克隆、DNA 测序、基因定量、基因突变分析、基因定点诱变等。在医学领域，可用于传染性疾病基因诊断、遗传疾病基因诊断、肿瘤基因诊断、免疫学和器官移植配型、法医学鉴定等。

第二节　印迹杂交技术

印迹杂交技术是将电泳分离的样品从琼脂糖凝胶转移至硝酸纤维素膜上，与标记探针进行杂交，并对杂交体进一步分析。

1975 年，英国爱丁堡大学 Southern 发明了印迹杂交技术，将 DNA 片段从琼脂糖凝胶转移至硝酸纤维素膜上进行杂交分析，称为 Southern blotting。1977 年，美国斯坦福大学 Alwine 等将 RNA 片段从琼脂糖凝胶转移至硝酸纤维素膜上进行杂交分析，称为 Northern blotting。1979 年，瑞士米歇尔研究所 Towbin 等将蛋白质从 SDS– 聚丙烯酰胺凝胶电泳凝胶转移到膜上进行免疫学分析，称为 Western blotting。1982 年，美国宾夕法尼亚大学的 Reinhart 等对等电聚焦凝胶中的样品蛋白进行印迹分析，研究蛋白质的翻译后修饰，称为 Eastern blotting。这种利用核酸变性与复性、抗原和抗体特异性结合的特点，进行 DNA、RNA 和蛋白质等生物分子的定性或定量分析的技术直接命名为 DNA 印迹法、RNA 印迹法和蛋白质印迹法。蛋白质印迹法又称为免疫印迹法。其基本操作包括电泳、转移、固定、杂交及分析等。

印迹杂交技术是分子生物学常用技术，广泛应用于核酸分析、蛋白质分析、克隆筛选、基因诊断等。

一、核酸杂交

在一定条件下加热破坏碱基对间的氢键，双链核酸局部或全部解链的过程，称为核酸变性。两条单链核酸序列如果部分互补或完全互补，在一定条件下按照碱基配对规律结合形成双链结构，称为退火。同一来源变性核酸的退火称为复性，即重新形成变性前的双链结构。不同来源单链核酸退火，称为杂交。

1. 变性　生物体 DNA 大部分都是双链，RNA 大部分是单链的，核酸变性主要指 DNA 变性（DNA denaturation）。加热、改变 pH 值、改变离子强度等都可以导致核酸变性。变性后导致核酸的黏度降低、沉降速度加快、单链 DNA 紫外吸收比双链 DNA 高 30% ～ 40%。研究 DNA 变性最常用的是加热法，使双链 DNA 解开 50% 所需要的温度称为解链温度、变性温度、熔点（Tm）。DNA 解链温度一般为 82 ～ 95℃，与 DNA 的长度、组成和均一性、溶液的 pH 值和离子强度等有关。

Tm=41×（GC 含量）+ 69.3（0.15mol/L 氯化钠 – 0.15mol/L 柠檬酸钠）

同样条件下，RNA–DNA、RNA–RNA 的解链温度分别比 DNA–DNA 高 10 ～ 15℃、20 ～ 25℃。

DNA 在低离子强度溶液中的解链温度较低且范围较宽。离子强度增加时，DNA 解链温度也升高且范围变窄。如将 DNA 溶解于浓度相差 10 倍的一价盐溶液中，解链温度相差 16.6℃。因此，DNA 应以高离子强度溶液中保存。

2. 复性 缓慢降低温度可以使变性 DNA 复性（renaturation），复性后会产生减色效应。因此，可以通过检测 DNA 紫外吸收的变化可以分析变性或复性程度。DNA 的最适复性温度通常比解链温度低 25℃。DNA 浓度越高，复性时间越长；序列越简单，DNA 长度越短，离子强度越大，复性时间越短。

3. 杂交 具有一定序列互补性、不同来源的单链核酸形成杂交产物，称为杂交分子。杂交（hybridization）可以发生在 DNA 和 DNA、DNA 和 RNA、RNA 和 RNA 之间。

核酸分子杂交技术是分子生物学常用技术之一，将已知序列的单链核酸片段进行标记便于检测，然后与未知序列的待测核酸样品杂交，分析样品中是否存在靶序列或靶序列是否存在变异。通常把所用的已知序列的标记核酸片段称为探针。

二、探针技术

探针（probe）是用于指示特定物质，如核酸、蛋白质、细胞结构等性质或状态且可被检测的标记分子。核酸探针是指带标记的已知序列特殊核酸片段，能够与待测的核酸片段互补结合，形成的杂交体可被检测。

1. 探针的基本条件 理想的探针应当具备以下基本条件：①带有标记物，便于分析杂交体。②为单链核酸，双链核酸探针使用前需变性解链。③具有高度特异性，只与待测的核酸片段互补杂交。④探针序列通常是基因编码序列，因为非编码序列特异性低。⑤探针标记灵敏度高而稳定，标记方法简便而安全。

2. 探针的种类 根据来源和性质的不同，探针可以分为基因组探针、cDNA 探针、寡核苷酸探针和 RNA 探针。在实际应用中，应当根据研究目选择合适的特异性和制备方便的探针。

（1）基因组探针 基因组探针是目的基因的全部或部分序列。制备真核生物基因组 DNA 探针应选用编码序列，避免因存在高度重复序列而出现假阳性。基因组探针来自基因组文库，制备方便。标记方法采用切口平移标记和随机引物标记。

（2）cDNA 探针 cDNA 探针不含内含子等非编码序列，特异性高，是比较理想的核酸探针。但 cDNA 探针制备困难，使用不广。

（3）寡核苷酸探针 寡核苷酸探针是根据已知核酸序列人工合成的 DNA 探针，或者根据蛋白质氨基酸序列推导并合成的简并探针。设计寡核苷酸探针需要注意：控制序列长度，一般为 15～30nt；控制 GC 含量为 45%～55%；不要含反向重复序列，以免形成发夹结构降低杂交效率；单核苷酸重复序列长度小于 4nt，与非靶序列比较同源性小于 70% 或不存在大于 8nt 的相同序列。寡核苷酸探针复杂性较低，因而杂交时间较短，且只要其中一个碱基不配对就会影响杂交，因而特别适合于分析点突变。

（4）RNA 探针 RNA 探针为带标记的单链 RNA 分子，不会自身退火，杂交效率高，杂交体稳定；不含高度重复序列，非特异性扩增少、特异性高，杂交后可用 RNase 消化游离 RNA 探针，降低样品背景的信号值。但 RNA 探针容易降解。

3. 探针标记 杂交体的检测依赖灵敏稳定的探针标记物。合适的探针标记物应满足以下条件：标记方便、稳定，标记后可长期保存；不影响杂交体的特异性；检测方便、灵敏、特异，对环境污染小。

探针标记物包括放射性同位素标记物和非放射性标记物。

用于标记核酸探针的放射性同位素有 ^{32}P、^{35}S 和 ^{3}H 等。非放射性标记物有半抗原类（生物素、地高辛、二硝基苯、雌二醇等）、荧光素类、酶类等。在杂交反应中，标记探针若与固相支持物上的待测序列相结合，经放射性自显影或其他检测手段可判定膜上是否存在互补序列。

三、印迹方法

印迹技术（blotting）是将电泳分离的待测分子如核酸或蛋白质转移并结合到固相支持物上，再与标记探针杂交的过程。常用的固相支持物有硝酸纤维素膜、尼龙膜等。目前常用的印迹转移方法有毛细管虹吸转移、真空转移及电转移。

1. 毛细管转移 毛细管转移（capillary transfer）是通过毛细管虹吸作用转移缓冲溶液定向渗透，将核酸分子转移到固相膜上（图 10-3）。该方法操作简单，不需要特殊设备。

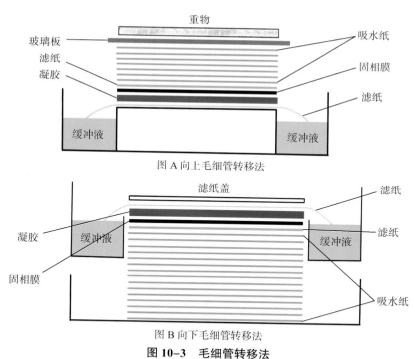

图 A 向上毛细管转移法

图 B 向下毛细管转移法

图 10-3 毛细管转移法

2. 真空转移 真空转移（vacuum transfer）是指通过真空作用转移缓冲溶液从上层容器中通过凝胶和固相膜抽到下层真空室中，同时带动核酸片段转移到凝胶下面的固相膜上（图 10-4），操作简单、快速、高效，在转移的同时可对核酸进行变性和中和处理。

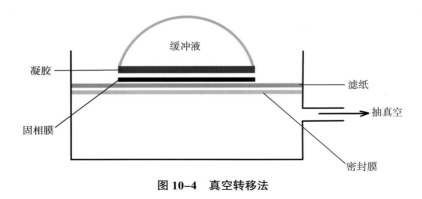

图 10-4　真空转移法

3. 电转移　电转移（electransfer）是指通过电泳使带电荷样品从凝胶中转移到固相膜上（图 10-5），简单、快速、高效。电转移系统会产热，需要用循环水冷却，或在冷室中操作。

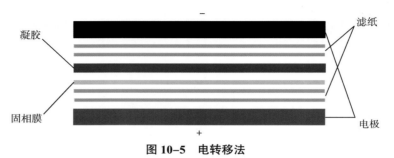

图 10-5　电转移法

四、常用印迹技术

目前常用的印迹技术包括 DNA 印迹、RNA 印迹及蛋白质印迹。

1.DNA 印迹　DNA 印迹能检出特异的 DNA 片段，测定其分子量，分析 DNA 限制酶图谱、DNA 指纹、基因突变、基因扩增和 DNA 多态性等，是最经典的基因分析方法。DNA 印迹法基本过程如下（图 10-6）。

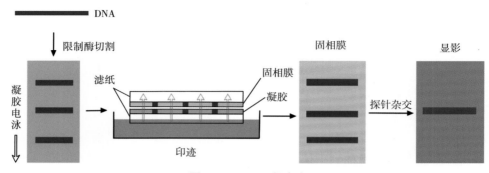

图 10-6　DNA 印迹法

（1）样品制备　提取具有一定纯度和完整性的基因组 DNA，用限制内切酶切割成大小不同的片段。

（2）电泳分离　琼脂糖凝胶电泳将限制性 DNA 片段按长度分离。

（3）变性　碱液处理电泳凝胶，使限制性 DNA 片段原位变性解链，降解 RNA 杂质。一般用 1.5mol/L NaCl+0.5mol/L NaOH 变性 1 小时，1.5mol/L NaCl+1.0mol/L Tris–Hcl（pH8.0）中和 1 小时。

（4）印迹和固定　将变性的 DNA 片段从凝胶转移并原位固定到预处理的固相膜上。

（5）预杂交　为避免 DNA 探针非特异性吸附到固相膜，降低杂交结果的本底，需用封闭物（变性的鲑精 DNA 或牛血清白蛋白）将固相膜上能够结合核酸片段的位点全部封闭，称为预杂交。之后漂洗未结合的封闭物。

（6）杂交　DNA 探针与结合了待测 DNA 片段的固相膜进行杂交孵育，DNA 探针与待测 DNA 片段杂交，形成探针 – 靶序列杂交体。杂交结果受众多因素影响，因而需要优化杂交条件。

（7）洗膜　用不同离子强度的漂洗液依次漂洗固相膜，除去固相膜上未杂交的游离探针和形成非特异性杂交体的探针。非特异性杂交体稳定性差，解链温度低，可以在低于解链温度 5 ～ 12℃的条件下解链，而探针 – 靶序列杂交体不会解链。

（8）分析　通过放射性自显影或化学显色等方法分析杂交体的位置，分析 DNA 片段的大小和含量。

2. RNA 印迹　RNA 印迹是指将 RNA 样品完全变性，通过琼脂糖凝胶电泳按大小分离，转移到固相膜上，固定后与探针进行杂交（图 10–7）。RNA 印迹法的基本原理和过程与 DNA 印迹法相似。为了使 RNA 以单链状态电泳，先用变性剂处理，再用琼脂糖凝胶进行电泳。RNA 变性不用碱液，因为碱变性会导致 RNA 水解，一般采用 50% 甲酰胺 +2.2mol/L 甲醛或乙二醛、二甲基亚砜、氢氧化甲基汞等。RNA 电泳时凝胶中不能加溴化乙啶，因为会影响 RNA 与固相膜的结合。操作中除严格防止 RNase 污染外，还需抑制内源性 RNase 的活性。

RNA 印迹可用于定性和定量分析组织细胞中总 RNA 或某一特定 RNA，分析 mRNA 的长度和含量，进而研究基因结构和基因表达。

3. 蛋白质印迹　蛋白质印迹具有特异性强、灵敏度高的特点，最低可以检测出 5pg 蛋白质，广泛应用于生物学和医学研究。

（1）基本过程　蛋白质印迹与 DNA 印迹、RNA 印迹类似，由电泳分离、转移固定和检测分析等主要步骤组成，不同的是蛋白质印迹是以抗原抗体反应特异性为基础建立的印迹技术，可用于定量和半定量分析样品蛋白，故又称为免疫印迹（immunoblotting）（图 10–8）。

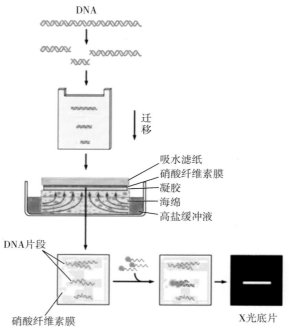

图 10-7　RNA 印迹法

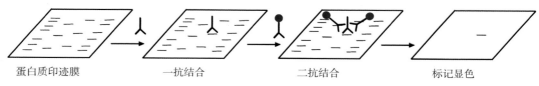

图 10-8　蛋白质印迹法

　　1）蛋白质样品制备：组织匀浆或细胞裂解，沉淀并粗提样品蛋白。提取细胞内蛋白质第一步是破碎组织细胞或培养细胞，使细胞内成分释放到提取液中，常用的破碎方法是机械破碎（匀浆）、超声破碎、表面活性剂处理（SDS、TritonX-100、NP-40、Tween20 等）、低渗溶胀、反复冻融、酶解（溶菌酶、糖苷酶、纤维素酶等），可根据材料多少和性质选择。

　　细胞内蛋白质有不同的亚细胞定位，有时需要分离某种细胞器实现对细胞总蛋白的初步分离。一般以蔗糖、甘露糖、柠檬酸或聚乙二醇为离心介质，采用差速离心法。600g/min 离心 3 分钟可以得到细胞核内蛋白质，6000g/min 离心 8 分钟可以得到溶酶体、线粒体、过氧化物酶体内蛋白质，40000g/min 离心 30 分钟可以得到细胞膜、内质网、高尔基体碎片的蛋白质，100000g/min 离心 90 分钟可以得到核糖体亚基内蛋白质。

　　从组织细胞中提取的核酸在常温下是稳定的，但蛋白质只要离开组织细胞就容易变性失活，组织细胞破碎时还会释放出大量组织蛋白酶，导致蛋白质分解。所以应采取低温操作（通常 4℃）并加入相应蛋白酶抑制剂如苯甲基磺酰氟、EDTA、胃蛋白酶抑制剂、亮肽素、抑肽酶等。

2）电泳分离：取含 10 ～ 50μg 样品蛋白的样品，加含 SDS 的样品缓冲液处理，进行 SDS-PAGE 电泳，使样品蛋白按照分子大小在凝胶上形成条带，也可采用其他电泳如等电聚焦电泳。

3）印迹：用电转移法将样品蛋白条带转移到固相膜上，可用硝酸纤维素膜或其他膜。

4）预杂交：用非特异性蛋白质如白蛋白、奶粉（所含蛋白质主要是白蛋白）浸泡固相膜，以封闭未结合样品的位点，避免杂交时发生抗体非特异性吸附，降低本底。

5）检测分析：可采用特异性分析和非特异性分析。

特异性分析通常应用抗原 – 抗体反应检测印迹在固相支持物上的目的蛋白。特异性抗体（第一抗体，简称一抗）先与膜上目的蛋白结合。漂洗去除未发生反应的一抗，再用抗一抗的抗体（第二抗体，简称二抗）溶液浸泡，二抗与一抗反应。二抗常用辣根过氧化物酶或碱性磷酸酶标记，称为酶标抗体，也可用荧光素或生物素标记。漂洗去除未反应的酶标抗体。通过底物显色或发光来检测目的蛋白的信号，可以确定其在固相膜上的位置，进而确定其分子量。

非特异性分析通常用考马斯亮蓝或丽春红使印迹膜上所有样品蛋白条带显色，然后用凝胶扫描仪扫描定量。

蛋白印迹技术可用于检测样品中特异性蛋白质的存在、细胞中特异蛋白质的半定量分析以及蛋白质之间的相互作用。

（2）注意事项

1）凝胶浓度：选用合适的聚丙烯酰胺凝胶浓度可以获得较好的蛋白质分离效果。

2）固相膜：应根据待检测的蛋白质分子量大小选用合适孔径的印迹膜，以免低分子量蛋白质透过印迹膜丢失。

目前常用的固相膜有硝酸纤维素膜（nitrocellulose membrane，NC）、尼龙膜、聚偏氟乙烯膜（polyvinylidene fluoride，PVDF）和活化滤纸等印迹膜，可根据实际需要选用，最常用的是 NC 膜和 PVDF 膜。尼龙膜只用于核酸印迹，不能用于蛋白质印迹。

3）内参：蛋白质印迹常以细胞内一些管家基因产物如 β 肌动蛋白（β-actin）、微管蛋白（tubulin）等作为内参。蛋白质印迹法检测信号的强度受多种因素的影响，一般只能做到半定量，确定目标蛋白是否存在，或比较目标蛋白在不同细胞中的含量。

4）抗体稀释倍数：按照抗体使用说明书建议稀释倍数来稀释抗体。如果没有建议稀释倍数，可参照一般的稀释倍数（1∶100 ～ 1∶3000），抗体浓度太高会出现非特异性条带。

五、应用

印迹杂交技术可以用于克隆基因的限制酶酶切图谱分析、目的基因定性和定量、基因突变分析、限制性片段长度多态性分析，在分子克隆、基因诊断、基因表达、法医学等方面有广泛应用。

第三节　基因诊断

一、概念

基因诊断（gene diagnosis）又称分子诊断（molecular diagnosis），通过检测基因分子结构是否改变、表达水平是否异常从而诊断疾病。因为疾病基因变化早于临床症状，以基因作为探查目标的基因诊断，针对性强，属于"早期定性诊断"。基因诊断既可以检测内源基因，又可检测外源基因，适用性强，诊断范围广。其采用的分子杂交和聚合酶链反应等技术具有放大效应，灵敏度很高。

二、常用技术

（一）分子杂交技术

分子杂交技术（molecular hybridization）是基因诊断中最常用的技术，包括Southern blotting、Northern blotting、Western blotting、斑点杂交技术、原位杂交技术等。建立在核酸分子杂交技术基础上的基因诊断方法主要有限制性片段长度多态性（restriction fragment length polymorphism，RFLP）和等位基因特异性寡核苷酸分子杂交（allele specific oligonucleotide，ASO）。RFLP技术可用于检测家族遗传关系、亲子鉴定、罪犯鉴别、多态性产生原因。

（二）聚合酶链反应

与PCR相关的基因诊断技术主要包括以下几种。

1. PCR–RFLP技术　突变（如错配、插入、缺失和重组）都可能改变原有的限制性内切酶酶切位点，形成新的酶切位点或导致原有位点缺失。利用PCR技术扩增突变的DNA，再经限制核酸内切酶切割，电泳分离酶切产物检测其是否变异。应用PCR-RFLP可检测致病基因的点突变，也可作为遗传标记进行连锁分析。

2. 扩增片段长度多态性　扩增片段长度多态性（amplified fragment length polymorphism，AFLP）是建立在基因组DNA限制性片段基础上的PCR扩增技术。扩增反应的模板是用特定的双链接头与限制性DNA片段连接得到的，利用含有特殊选择性碱基的引物对模板进行扩增，扩增片段的特殊性由选择性碱基的种类、数目和顺序决定，只有与引物的选择性碱基相匹配的限制性位点侧翼核苷酸片段才被扩增。PCR扩增后电泳可检出小卫星DNA和微卫星DNA的长度多态性，并用于致病基因的连锁分析，这种诊断方法称为AFLP连锁分析法。PCR扩增后，等位片段间的差别很小时需用聚丙烯酰胺凝胶电泳分离鉴定。此法多用于突变性质不明的连锁分析。

3. PCR–ASO技术　PCR-ASO技术先体外扩增含有突变点的基因有关片段，再与ASO探针作点杂交，这样可简化原有ASO方法，节约时间，降低与基因组DNA的非特异性杂交，减少目的基因 DNA 用量。

（三）生物芯片技术

生物芯片（biochip）又称生物微列阵（biomicroarray），是以生物分子相互作用特异性为基础，将一组已知核酸片段、多肽、蛋白质、组织或细胞等生物样品有序固定在惰性载体（固性载体）表面，组成高密度二维阵列的微型生物反应分析系统。固性载体常采用硅片作为基片。

生物芯片的特点是高通量、集成化、标准化、微量化、自动化。芯片上可固定数十到上百万个探针点，因此可以批量、快速、准确分析生物样品。

生物芯片根据作用途径分为功能芯片和信息芯片，目前信息芯片技术比较成熟，应用较广泛。信息芯片又称被动式芯片，如基因芯片、蛋白芯片、组织芯片和细胞芯片等。

基因芯片可用于基因诊断。不仅可以检测基因结构、基因突变和 DNA 多态性，还可以分析基因表达情况。如利用已知突变的探针把 *p53* 基因全序列集成在芯片上制成 *p53* 基因芯片，可在癌症早期诊断中发挥重要作用（图 10-9）。Heller 等构建了 96 个基因的 cDNA 微阵，用于检测分析类风湿性关节炎（RA）相关的基因，以探讨 DNA 芯片在感染性疾病诊断方面的应用。

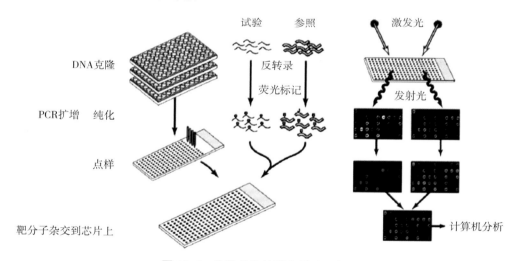

图 10-9　生物芯片的基本原理示意图

（四）DNA 测序技术

DNA 测序技术是分子生物学重要的技术之一，可了解基因的精细结构，获得限制性内切酶图谱，分析基因的突变及对功能的影响，帮助人工合成基因、设计引物，以及研究肿瘤的分子发病机制等。

1977 年，有两种 DNA 测序方法同时问世。一种是 Sanger 双脱氧链终止法，另一种是 Maxam–Gilbert 化学降解法。这里只介绍 Sanger 双脱氧链终止法，目前该方法已经实现自动化（图 10-10）。

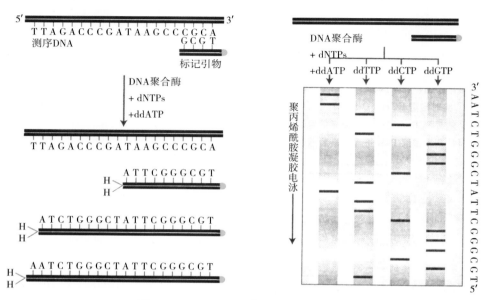

图 10-10　Sanger 双脱氧链终止法示意图

Sanger 双脱氧链终止法包括以下几个步骤，制备标记 DNA 片段、电泳、显影和读序。

1. 制备标记 DNA 片段　Sanger 双脱氧链终止法的关键是针对待测序的 DNA 碱基制备四组标记 DNA 片段。四组片段 5′- 端的序列相同，3′- 端的序列不同；每组片段 3′- 端所对应的碱基是确定的，分析该组片段的长度可以确定某类碱基在待测序 DNA 中的位置。

Sanger 双脱氧链终止法是建立四个反应体系合成 DNA，四个体系都以待测序 DNA 为模板，寡核苷酸为引物，四种 dNTP 为底物，由 DNA 聚合酶催化合成待测序 DNA 的互补链。

Sanger 双脱氧链终止法的关键是在每个反应体系中加入一种 ddNTP（2′,3′- 双脱氧核苷三磷酸）。以 ddATP 为例，可以取代相应的 dATP，掺入正在延伸的 DNA 链的 3′端。但是 ddATP 缺少 3′- 羟基，不能与下一个 dNTP 形成 3′,5′- 磷酸二酯键。DNA 链的延伸终止，即最后合成的 DNA 片段的 5′- 端为引物序列，3′- 端碱基为 A。

由于 ddATP 是随机掺入的，通过调整 dATP 和 ddATP 的比例，在模板上的 T 位点都可能发生 ddATP 的掺入。因此。在模板链上有多少个 T，该反应体系就会合成多少种 5'- 端为引物序列，3'- 端碱基为 A 的 DNA 片段，只要分析该组片段的长度就可以确定在待测序 DNA 的 T 的位置。

为了方便分析，Sanger 双脱氧链终止法合成的 DNA 片段必须用引物和 ddNTP 标记，称为引物标记法和 ddNTP 标记法，标记物是放射性同位素和荧光素。

2. 电泳 用变性聚丙烯酰胺凝胶电泳分析四组 DNA 片段的长度，要求分辨率达到一个碱基单位。将四个反应体系中获得的 DNA 片段在同一块聚丙烯酰胺凝胶上进行变性电泳，按长度分离形成梯状排列的区带。

3. 显影 将凝胶电泳区带显影获得 DNA 图谱用于读序。同位素标记 DNA 片段用放射自显影，荧光标记 DNA 片段用激光扫描。

4. 读序 DNA 链终止得越早，终止位点离 5'- 端越近，合成的 DNA 片段越短，电泳速度越快。因此从凝胶的底部到顶部依次读出的碱基序列为新生链 5'→3' 方向的碱基序列。新生链的碱基序列是待测序 DNA 的互补序列。

DNA 测序是基因组研究的基本内容，继人类基因组的全序列于 2003 年完成之后，已经有一系列生物的基因组完成测序。随着分子生物学等前沿学科的迅速发展，DNA 测序有着越来越重要的地位。

三、应用

基因诊断分为直接基因诊断和间接基因诊断两类，直接基因诊断是通过检查致病基因结构或表达的异常对疾病做出诊断。结构的变异可通过 DNA 测序或多态性分析诊断。表达异常可通过 RNA 定量分析、检测转录合成缺陷、转录后加工缺陷等诊断。间接基因诊断是当致病基因从结构到产物表达及突变情况尚属未知时，可通过对受检者及其家系进行基因连锁分析推断受检者是否获得带有致病基因的染色体。连锁分析是基于紧密连锁的基因或遗传标记通常一起遗传给子代，因而考查相邻 DNA 是否传递了子代，可间接判断致病基因是否传递给子代。用于遗传标志的 DNA 片段通常是 DNA 多态性标志位点。RFLP、VNTR、SSCP 等技术均可用于连锁分析。

第四节　基因治疗

一、概念

基因治疗（gene therapy）是采用现代分子生物学技术在基因水平上治疗疾病。现代基因治疗手段很多，可将正常基因导入病变细胞取代缺陷基因，也可抑制细胞内某些基因的异常表达，将特定基因导入正常细胞等。

二、主要策略

1. 基因置换 基因置换（gene replacement）是指将致病基因通过同源重组用正常的基因原位替换，使细胞 DNA 恢复正常。这是最理想的基因治疗方法，但目前的技术水平尚需完善。

2. 基因修复 基因修复，也称基因矫正（gene correction），是指纠正致病基因的突变碱基使致病基因完全恢复。

3. 基因添加 基因添加（gene augmentation）指将目的基因导入病变细胞，表达产物补偿或替代有缺陷基因的功能。目前的基因治疗多采用这种方式。

4. 基因干预 基因干预（gene inactivation）是指用特定的方式抑制致病基因或相关关键基因的过度表达使其沉默，达到治疗疾病的目的。如利用反义 RNA、核酶或小干扰 RNA（siRNA）等抑制癌基因、肿瘤细胞耐药基因的表达，增加化疗效果。

5. 免疫调节 免疫调节（immunomodulation）是将抗原、抗体或细胞因子的基因导入体内，通过改变免疫状态达到预防和治疗疾病的目的。如将白细胞介素 –2（IL–2）基因导入肿瘤患者体内，IL–2 激活免疫系统的抗肿瘤活性，防止肿瘤发生。

6. 自杀基因 自杀基因（suicide gene）是指将某些病毒或细菌的基因导入靶细胞中，利用表达产物催化产生细胞毒物质杀死受体细胞。

三、基本程序

1. 目的基因选择和制备 选择正常目的基因是基因治疗的第一步，基因治疗的基因在体内只需少量表达即可显著改善症状，且过高表达不会对机体造成危害。在病毒性疾病的基因治疗中，靶基因应在病毒的生活史中起关键作用并且该序列是特异的；在肿瘤性疾病的治疗中癌基因或抑癌基因应与肿瘤的发生和发展有明确的相关性。

正常基因可以来自 cDNA、基因组 DNA，还可以是反义核酸。

2. 靶细胞的选择 基因治疗的靶细胞主要是体细胞和生殖细胞。生殖细胞的基因治疗是将正常基因直接引入生殖细胞纠正缺陷基因，主要治疗遗传病，但基因治疗结果有可能通过生殖遗传给后代，涉及问题比较多，技术也比较复杂。国际上严禁使用生殖细胞作为基因治疗的靶细胞，目前多采用体细胞基因治疗。体细胞的基因治疗是将正常基因转移到体细胞中表达基因产物，以达到治疗的目的。体细胞既可以选择正常细胞，也可以选择疾病细胞。

靶细胞应为取材方便、生命周期长、特异性高、转化高效、培养方便的组织细胞，离体细胞经转染和培养后移植回体内容易成活。

根据疾病的性质和基因治疗的策略，目前可供选择的靶细胞有造血干细胞、皮肤成纤维细胞、淋巴细胞、血管内皮细胞、肌细胞、肝细胞、神经胶质细胞、神经细胞和肿瘤细胞等。

（1）造血干细胞 来自骨髓，能进一步分化成其他血细胞，但数量少，分离培养难度大。脐带血细胞是造血干细胞的重要来源，体外增殖能力强，移植后宿主抗移植物反应（HVGR）发生率低，是代替骨髓造血干细胞的理想靶细胞。

（2）皮肤成纤维细胞 可进行体外培养且容易移植，是理想的靶细胞。

（3）淋巴细胞 容易分离和回输，可以进行体外培养。目前已经将细胞因子等功能蛋白基因成功导入淋巴细胞获得高效稳定表达。

3. 基因转移策略 将正常基因转移至靶细胞是基因治疗的关键，基因导入的方式有体内（*in vivo*）基因治疗和经体外（*in vitro*）基因治疗两种。体内基因治疗是将正常基因直接导入患者体内，使其进入组织细胞表达后起作用，是最简便的导入方法。体外基因治疗是将正常基因导入体外培养的靶细胞，回输到患者体内，使其在体内表达以达到治疗目的。经体外基因治疗的方法比较经典、安全，治疗效果易控制，但操作步骤多，技术复杂，不易推广；体内基因治疗的方法操作简便，易推广，但存在导入和表达效率低、疗效差和免疫排斥等问题。

4. 基因转移方法 基因转移通常需要载体，基因治疗载体要安全有效，能使正常基因随靶细胞 DNA 一起复制，在靶细胞中持续有效表达。还需携带能被识别便于鉴定的标记基因。基因转移方法包括病毒载体法和非病毒载体法。

（1）病毒载体法 是目前在基因治疗中应用的主要方法，导入效率高，但成本高、毒性大、存在安全问题。病毒载体包括逆转录病毒载体、腺病毒载体、腺相关病毒载体、单纯疱疹病毒载体、痘苗病毒载体等。

（2）非病毒载体法 是用化学介质或物理方法将正常基因导入靶细胞或直接导入人体，包括直接注射法、脂质体转染法、受体介导法、磷酸钙共沉淀法、电穿孔法、DEAE 葡聚糖法、聚凝胶法和基因枪法等。与病毒载体法相比，非病毒载体法操作简单安全，低免疫原性，可反复给药；但导入效率低，属于瞬时转染，导入的正常基因会被靶细胞降解，因此稳定性差。直接注射法是将裸 DNA 直接注入适当部位如皮肤、骨骼肌、瘤等。脂质体是人工制备的双层膜结构形成的封闭囊泡，可以包裹 DNA 或 RNA，通过与细胞膜融合或内吞作用带入指数生长的靶细胞。受体介导法是指将正常基因DNA 与配体共价偶联，通过受体介导内吞作用，将正常基因导入细胞。

5. 转染细胞筛选和正常基因鉴定 基因导入靶细胞的效率很低，即使是病毒载体法也很难超过 30%，因此在导入后需对转染细胞进行筛选。转染细胞和非转染细胞在形态上很难区分，为此可利用标记基因、基因缺陷型靶细胞的选择性、基因共转染技术进行筛选。其中，利用标记基因进行筛选最常用，可以判断正常基因是否成功导入。

在转染细胞筛出之后，往往还需要鉴定正常基因的表达情况。常用的方法是 PCR-RFLP、qPCR、印迹杂交、基因芯片、蛋白芯片、免疫组织化学和免疫共沉淀等。

基因治疗针对的是异常的基因，常规治疗针对的是因基因异常导致的各种症状。因而比其他治疗手段更直接有效。目前已广泛用于治疗一些严重威胁人类健康和生命、无有效治疗方法的疾病，如癌症、心血管病、遗传病和艾滋病等。

主要参考书目

1. 唐炳华 . 分子生物学［M］. 北京：中国中医药出版社，2017.

2. 周春燕，药立波 . 生物化学与分子生物学［M］.9 版 . 北京：人民卫生出版社，2018.

3. 施红 . 生物化学［M］.2 版 . 北京：中国中医药出版社，2017.

4. 唐炳华，郑晓珂 . 分子生物学［M］.3 版 . 北京：中国中医药出版社，2017.

5. 田余祥 . 生物化学［M］.4 版 . 北京：高等教育出版社，2020.

6. 郑晓珂 . 生物化学［M］.3 版 . 北京：人民卫生出版社，2016.

7. 柯尊记 . 医化与生物化学［M］.2 版 . 北京：人民卫生出版社，2012.

8. 郑里翔 . 生物化学［M］.3 版 . 北京：中国医药科技出版社，2015.

9. 王继峰 . 生物化学［M］.2 版 . 北京：中国医药科技出版社，2007.